LES

VICES DE CONFORMATION

DU BASSIN

ÉTUDIÉS AU POINT DE VUE DE LA

FORME ET DES DIAMÈTRES ANTÉRO-POSTÉRIEURS

LES
VICES DE CONFORMATION
DU BASSIN

ÉTUDIÉS AU POINT DE VUE

DE LA FORME ET DES DIAMÈTRES ANTÉRO-POSTÉRIEURS

RECHERCHES NOUVELLES

DE PELVIMÉTRIE ET DE PELVIGRAPHIE

ACCOMPAGNÉES DE

100 PLANCHES représentant 100 BASSINS de grandeur naturelle

APPARTENANT AU MUSÉE DEPAUL, AU MUSÉE DES HÔPITAUX,
AU MUSÉE DE LA MATERNITÉ ET A LA GALERIE
D'ANTHROPOLOGIE DU MUSÉUM D'HISTOIRE NATURELLE.

PAR

Le Dr Adolphe PINARD,

Ancien interne des hôpitaux de Paris, ancien interne de la Maternité,
Membre de la Société anatomique, chevalier de la Légion d'honneur.

PARIS

LIBRAIRIE J.-B. BAILLIÈRE ET FILS

19, rue Hautefeuille, près du boulevard St-Germain

1874

LES

VICES DE CONFORMATION

DU BASSIN

ÉTUDIÉS AU POINT DE VUE DE LA

FORME ET DES DIAMÈTRES ANTÉRO-POSTÉRIEURS

> Segnius irritant animos demissa per aurem,
> Quamquæ sunt oculis subjecta fidelibus, et quæ
> Ipse sibi tradit spectator.....   (HORACE).

AVANT-PROPOS.

Il n'est pas d'opération plus délicate, plus importante pour l'accoucheur que celle qui consiste à reconnaître les viciations de la filière pelvienne, et cela non-seulement au commencement du travail de l'accouchement, non-seulement pendant la grossesse, mais encore avant la conception.

« On ne peut être pénétré de certaines vérités fondamentales de l'art d'accoucher sans connaître toute l'importance d'un pareil examen; mais ses difficultés ne sont aperçues que des personnes obligées de faire ces recherches, et l'expérience acquise par un exercice fréquent sur le cadavre peut seul aplanir une partie des obstacles qu'on y rencontre.

« Si les accoucheurs s'étaient livrés davantage à cet examen, et si toutes les femmes contrefaites à quelques égards s'y étaient soumises à propos, nous ignorerions peut-être encore ces tristes ressources de notre art (l'opération césarienne, la section de la symphyse du pubis et celle de l'enfant dans le sein de sa mère), qui ont eu tant de victimes pour quelques mères ou quelques enfants qu'elles ont sauvés d'un péril certain (1).

« Ce n'est point une chose très-rare qu'on soit obligé, dans la pratique, de mesurer le bassin pour en constater la bonne ou la mauvaise conformation. Tantôt c'est une jeune vierge qui, pour calmer les sollicitudes d'une tendre mère, demande aux gens de l'art si elle peut s'engager avec sûreté dans les liens du mariage ; tantôt c'est une épouse qui, sur le point d'être mère, doute encore si elle pourra mettre au jour le fruit qu'elle porte dans son sein ; enfin, il peut arriver qu'une femme en travail s'épuise en vains efforts, et que l'accoucheur soit obligé de lui tendre une main secourable. N'est-il pas nécessaire, dans ces différents cas, et surtout dans le dernier, de calculer les dimensions de la filière que le fœtus doit traverser en venant au monde, soit pour apprécier les obstacles qui pourraient s'opposer à l'accouchement, soit pour déterminer le moyen de suppléer à la nature impuissante ?

« Avec quelle méfiance ne se prononcera-t-on pas sur la bonne ou la mauvaise conformation du bassin, quand une femme encore libre viendra vous consulter ! Le ministère de l'accoucheur, il faut en convenir, a quelque chose de bien délicat, nous dirons même de bien terrible, quand il s'agit de procéder à l'examen de ce canal, et l'on ne peut se dissimuler qu'on marche alors pour ainsi dire entre deux écueils, car si

(1) Baudelocque. L'art des accouchements, 1781.

par malheur on porte un jugement faux, la femme bien conformée est condamnée à une stérilité perpétuelle, et celle qui
est contrefaite achète les plaisirs de l'hymen et les douceurs de
la maternité par les plus cruelles souffrances, et par le sacrifice
même de la vie. Alternative épouvantable ! qui prouve certainement combien il faut apporter de soins et de lumières dans
la considération du bassin (1). »

Lorsqu'on recherche et étudie les moyens qui peuvent
éclairer le diagnostic des vices de conformation du bassin, on
est tout d'abord surpris d'en avoir un si grand nombre à sa disposition. De toutes les questions se rattachant à l'art obstétrical, il n'en est guère qui ait été plus débattue que celle de la
mensuration pelvienne; il n'en est point pour laquelle tant de
moyens divers aient été proposés (2).

En lisant les articles, mémoires, traités relatifs à la pelvimétrie, il semble qu'on doive forcément arriver à des mesures
exactes, lorsqu'on possède des pelvimètres externes, internes,
mixtes et même universels.

Il suffit de jeter un coup d'œil sur le livre de Kilian (3),
l'atlas de Velpeau (4), celui de Lenoir, Sée et Tarnier (5) pour
constater combien, depuis G. Guillaume Stein, qui inventa le
premier pelvimètre en 1770, le génie des accoucheurs a enrichi
ou plutôt a encombré l'arsenal obstétrical de ces instruments.

Malheureusement, il n'est aucun de ces instruments qui
remplisse exactement le but que son auteur se proposait d'at

(1) Capuron. Traité d'accouchements, 1823.
(2) Hyernaux. Traité pratique de l'art des accouchements. Bruxelles,
1866.
(3) H. E. Kilian. Armamentarium Lucinæ novum. Bonn, 1856.
(4) Velpeau. Traité d'accouchements, 2ᵉ édition.
(5. Lenoir, Sée et Tarnier. Atlas complémentaire de tous les traités d'accouchements, 1865.

teindre. Les résultats qu'ils fournissent sont tous plus ou moins entachés d'erreurs. Quelques pelvimètres ont survécu, mais le plus grand nombre maintenant appartient à l'histoire de l'art. Nos auteurs classiques, nos maîtres, n'en recommandent et n'en adoptent pas un seul sans faire de restrictions.

Aussi en Angleterre l'usage des pelvimètres semble-t-il généralement abandonné ; cette méthode, dit M. Burns, est si incertaine que je ne connais personne qui en fasse usage dans la pratique.

En Allemagne on paraît y avoir assez rarement recours.

En Belgique, le pelvimètre jouit d'une plus grande faveur, et là l'instrument de Van Huevel régnait sans conteste jusqu'en ces derniers temps ; mais son astre n'a pas tardé à pâlir quand on s'est aperçu que parfois on pouvait le surprendre en flagrant délit de fausse mesure, sans qu'on puisse dans chacun de ces cas accuser nécessairement le praticien (1).

En France, ces instruments ne sont pas aussi répandus que pourrait le faire croire l'importance qu'on leur donne dans nos traités classiques (2).

« Malgré les avantages partiels que peuvent présenter les pelvimètres, il résulte, en définitive, de l'expérience faite de ces instruments, que tous offrent à divers degrés soit des imperfections, soit des inconvénients qui en réduisent l'usage à une médiocre utilité et les font généralement écarter de la pratique. » C'est ainsi que s'exprime M. le professeur Depaul dans son remarquable article : *Bassin* (in Dict. des sciences médic.).

Nous devons dire que, depuis qu'il a porté ce jugement, M. Depaul a inventé un nouveau pelvimètre. Cet instrument possède sur tous les autres l'avantage incontestable de remplacer le

(1) Robin, De l'utilité de la pelvimétrie, thèse Paris, 1874.
(2) Jacquemier, Manuel d'accouchements, 1846.

compas de Baudelocque, de donner la mesure aussi exacte que possible de la hauteur de l'utérus, et de permettre de suivre jour par jour le retrait de l'organe pendant sa période d'involution. Mais est-ce à dire, parce qu'il donne d'excellents résultats au point de vue de la pelvimétrie interne entre les mains si habiles du professeur de clinique, qu'il en sera de même, employé par tous les praticiens? Nous nous permettons d'émettre un doute. Quoi qu'il en soit, l'usage n'en est pas encore généralisé, et jusqu'à présent la mensuration digitale, quoique indirecte, est généralement adoptée. Et le vénérable doyen de l'ancienne faculté de Strasbourg, M. Stoltz, enseigne-t-il encore que tous les pelvimètres connus sont imparfaits, et que le meilleur qu'on puisse employer, le seul auquel on doive se fier, c'est la *main*.

Pendant notre année d'internat à la Maternité, nous n'avons jamais vu M. Tarnier employer d'autre moyen, et cependant, dans plusieurs cas, il y avait ce problème bien grave à résoudre, qui consistait à apprécier quel était le degré de rétrécissement, afin de déterminer à quelle époque il faudrait provoquer l'accouchement prématuré. Nous devons dire que toujours les prévisions de notre maître, basées sur les résultats fournis par la mensuration digitale, se réalisèrent. Nous ajoutons qu'il est de règle à la Maternité de noter simplement, sur les observations, le diamètre sacro-sous-pubien sans faire de déduction. M. Tarnier étant persuadé qu'en appliquant une même déduction à tous les cas, on peut commettre d'assez graves erreurs.

Enfin, nous terminerons le procès de la pelvimétrie instrumentale en rapportant ici les paroles que prononçait tout récemment M. Guéniot au cours de la Faculté : « La meilleure preuve, dit-il, qu'il n'existe pas encore un seul pelvimètre parfait, c'est que tous les jours on en invente de nouveaux. »

Mais la mensuration manuelle est-elle infaillible? Donnet-elle toujours des résultats certains? Nous reconnaissons bien vite que non. Aussi, au lieu de nous ingénier à inventer un nouvel instrument, nous avons pensé qu'il serait plus utile de rechercher dans quelles circonstances la pelmivétrie digitale pouvait faire commettre des erreurs.

Comme cette mensuration n'est qu'indirecte, c'est-à-dire qu'on n'arrive à la connaissance du diamètre utile qu'en mesurant le diamètre sacro-sous-pubien, et en déduisant de ce dernier une certaine quantité, il était intéressant de rechercher quelles étaient les causes qui pouvaient faire varier le rapport de ces deux diamètres.

C'est ce but que nous nous sommes efforcé d'atteindre, mais en le poursuivant, nous avons été amené à étudier tous les diamètres antéro-postérieurs du bassin, et de cette étude, dont nous avons consigné les résultats dans ce travail, il découle, croyons-nous, des données intéressantes au point de vue de la pratique.

Avant d'aller plus loin, nous voulons dire que nous avons entrepris ce travail d'après les conseils de notre cher et excellent maître, M. Tarnier, chirurgien en chef et professeur à la Maternité ; qu'il veuille bien recevoir ici l'expression de notre vive et profonde reconnaissance.

Nous adressons aussi nos remerciements les plus sincères à M. le professeur Depaul, qui a bien voulu mettre à notre disposition la belle et riche collection de bassins pathologiques qu'il possède dans son musée de la Clinique ;

A M. de Quatrefages, professeur au Muséum ;

A M. le Dr Hamy, aide-naturaliste au Muséum ;

A M. le docteur Tillaux, directeur de l'amphithéâtre des hôpitaux ;

A M. Francière, directeur de la Maternité, qui nous ont facilité les moyens d'étudier les nombreux bassins que possèdent. la galerie d'anthropologie du Muséum, le Musée des Hôpitaux et celui de la Maternité.

Nous remercions aussi M. Staës, élève distingué des hôpitaux, dont la connaissance approfondie de la langue allemande nous a été d'un si grand secours.

Voici le plan que nous avons adopté et suivi dans ce travail :
Nous avons divisé notre sujet en deux parties :
Dans la première, nous donnons une étude critique de la mensuration manuelle.

Dans la deuxième, qui constitue véritablement la partie originale de notre travail, nous exposons nos recherches qui ont porté sur 100 bassins presque tous viciés.

Nous terminons par un appendice qui n'est qu'un résumé des recherches de Michaelis au point de vue du diamètre de Baudelocque.

On trouvera à la fin nos 100 planches pelvigraphiques.

PREMIÈRE PARTIE

De la pelvimétrie digitale.

CHAPITRE PREMIER

MANUEL OPÉRATOIRE.

Parmi les premiers qui reconnurent l'utilité de l'exploration manuelle dans les cas de rétrecissement du bassin, il faut citer R. W. Johnson (1) et G. W. Stein (2). Quelques années plus tard, Baudelocque (3) enseigne que, toutes les fois que l'état du sujet permet de porter le doigt dans le vagin, on ne doit pas y manquer. Et il ajoute : « On peut reconnaître, *à quelques lignes près,* la longueur des différents diamètres du bassin, et surtout celle du petit diamètre du détroit supérieur; mais pour cela il faut une certaine habitude qu'aucun précepte ne peut donner. »

Il est plus explicite encore dans ses principes sur l'art des accouchements : on peut déterminer la longueur du diamètre, qui se mesure de la base du sacrum au pubis, avec le doigt index introduit dans le vagin. On avance l'extrémité jusqu'à la saillie du sacrum, près la jonction de cet os avec la dernière vertèbre lombaire, on relève alors le poignet pour appuyer le bord radial de ce doigt contre le bord inférieur de la symphyse du pubis, et l'on mesure la distance de ces deux points. L'étendue que parcourt ce doigt, depuis la saillie du sacrum jusqu'au bas de la symphise du pubis, est ordinairement de 6 *lignes* plus grande que le diamètre du détroit supérieur. Il ne peut encore se trouver *qu'une ou deux* lignes d'erreur.

Depuis, on a quelque peu modifié le manuel opératoire;

(1) R. W. Johnson. System of midwifery, 1769.
(2) G. W. Stein. Prog. uber d. grossen Beckenmesser, 1775.
(3) Loc. cit. page 57, II.

voici quels sont les préceptes donnés par M. le professeur
Depaul (1) pour pratiquer la mensuration digitale :

« Lorsqu'on veut mesurer au moyen du doigt le diamètre
sacro-sous-pubien, le plus communément vicié entre tous, et
par conséquent celui qu'il importe le plus de savoir bien apprécier, on porte l'indicateur dans le vagin et on le dirige en
haut et en arrière, de manière à atteindre, si c'est possible,
l'angle sacro-vertébral. Ce dernier se reconnaît assez facilement à la saillie qu'il forme, et à la dépression transversale qui en
résulte au-dessus de l'union du sacrum à la cinquième vertèbre
lombaire. Il convient, dans cette recherche, de se mettre en
garde contre une erreur qui consiste à prendre pour le vrai
promontoire la saillie transversale formée par les deux premières pièces du sacrum, erreur qui parfois est assez difficile
à éviter. L'extrémité du doigt étant appliquée sur la saillie
sacro-vertébrale, on relève la main jusqu'à ce que l'indicateur
arrive au contact de la partie inférieure de la symphyse pubienne. En pressant un peu sur ce dernier point, on perçoit
nettement le ligament triangulaire de l'articulation, qui s'im-
prime en quelque sorte sur le doigt. Afin de bien marquer
cette limite antérieure de la ligne qu'on veut mesurer, le doigt
indicateur de l'autre main doit être glissé avec précaution
entre les grandes et les petites lèvres jusqu'à ce que le bord
libre de l'ongle rencontre le doigt introduit dans le vagin. On
presse alors avec l'ongle au point précis qui correspond à la
partie inférieure de la symphyse, de manière à produire une
empreinte linéaire qui puisse servir de point de repère. Le
doigt mensurateur étant ensuite retiré, on le porte immédiatement sur une règle graduée, ou sur un mètre, ce qui permet de dire avec sûreté la longueur de l'intervalle sacro-sous-
pubien. »

(2) Depaul, loc. cit.

Nous ajouterons quelques indications à ce procédé. Et d'abord, doit-on toucher avec l'index seul ou avec l'index et le médius réunis ?

Dans bien des cas, l'index seul suffit, mais quelquefois nous croyons qu'il sera bon d'introduire deux doigts : le médius et l'index, surtout pour les personnes dont les doigts sont courts. De cette façon, on gagne environ 15 millimètres, et comme le fait remarquer Michaelis, l'annulaire et le petit doigt qui restent seuls dehors ne présentent pas une surface aussi large que celle que présente le médius dans la mensuration à l'aide d'un seul doigt, et surtout ils sont plus flexibles que le médius dans la première articulation. On a dit que cette manière de faire était plus douloureuse pour la femme; mais dans les derniers temps de la grossesse, les parties sont assez ramollies, assez larges, pour qu'en agissant avec délicatesse on ne fasse éprouver aucune douleur. Il est bien entendu que nous ne discuterons pas la méthode de Barovero, Rambostham, Velpeau et Scanzoni, car pour nous elle est impraticable. On sait que cette méthode consiste à introduire simultanément dans le vagin soit l'index et le médius, soit le pouce et l'index, de les écarter ensuite jusqu'à ce qu'ils atteignent par leur sommet les parois diamétralement opposées du bassin et d'en assurer la position en interposant à leur racine un petit coin de bois.

Qu'on emploie un doigt ou deux, lorsqu'on relève le poignet de manière à ramener le bord radial de la base de l'indicateur sous le ligament arqué, il faut non-seulement, avec le médius et l'index de l'autre main, bien écarter les petites lèvres, mais encore refouler le méat urinaire. L'on sait que par le fait même de la grossesse, chez une femme arrivée à terme, le méat urinaire proémine, devient volumineux et ne revient jamais à son état primitif. Il peut donc, jusqu'à un certain point, empêcher le doigt de s'appliquer contre le bord inférieur de la symphyse. Si on ne peut le déplacer, il faut placer le doigt immédiatement à côté, soit à droite, soit à gauche ; on arrive alors presque au contact de l'arcade osseuse. Enfin il faut, avec la pulpe de l'index de la main restée dehors, rechercher avec soin le ligament sous-pubien, de façon que l'ongle rampant sur le doigt qui touche le promontoire vienne correspondre exactement au bord inférieur de ce ligament. Il est nécessaire que cette main soit en pronation forcée, le coude en haut, de façon que la pulpe du doigt soit appliquée contre le pubis. Michaelis dit, avec raison, que la plupart des erreurs proviennent de ce que l'on n'a pas pris cette précaution dans la détermination de l'extrémité antérieure du diamètre sacro-sous-pubien.

Les partisans de la pelvimétrie instrumentale ont formulé contre la main les deux objections suivantes :

1° Le doigt ne peut pas toujours atteindre le promontoire.

2° On n'obtient avec la pelvimétrie digitale que le diamètre sacro-sous-pubien ; or, comme on ne peut savoir de combien il est plus long que le diamètre sacro-sus-pubien, en appliquant une déduction constante, on commet dans certains cas des erreurs considérables.

Nous répondrons à la première objection que par ce fait seul, qu'on est dans l'impossibilité d'atteindre avec le doigt le promontoire, il en résulte, si le toucher est bien pratiqué, que le diamètre antéro-postérieur du détroit supérieur offre une étendue suffisante. C'est dans ces termes, c'est-à-dire en ne parlant que du diamètre antéro-postérieur, que cette proposition de Madame Lachapelle est rigoureusement vraie, à savoir que chaque fois qu'on est dans l'impossibilité de sentir la première vertèbre du sacrum, le bassin est bien conformé.

En effet, on peut toujours avec un ou deux doigts mesurer un bassin de 9 centimètres.

Aussi ne comprenons-nous pas comment Asdrubale eut l'idée, pour obvier au défaut de longueur de l'index, de coiffer ce doigt d'une espèce de dé en cône. En agissant ainsi, il annihilait d'une part la qualité qui assure au doigt la suprématie sur tous les autres instruments, ce qui l'a fait considérer avec juste raison comme la *boussole* de l'accoucheur, nous voulons dire la sensibilité, et d'autre part il atteignait un but tout à fait inutile.

Quant à la seconde objection, nous y répondrons implicitement en exposant itérativement, dans la suite de ce travail, le résultat de nos recherches. Toutefois, nous tenons immédiatement à présenter quelques considérations sur un point qui nous paraît assez important.

En France, on considère généralement le diamètre *sacro-sus-pubien* comme le plus étroit des diamètres sacro-pubiens du détroit supérieur.

Jusqu'à un certain point, cette manière de voir peut être acceptée comme vraie au point de vue anatomique, mais au point de vue obstétrical il n'en est plus ainsi.

Dans les bassins considérés comme normaux et même dans les bassins pathologiques, le diamètre le plus étroit est celui qui, partant du promontoire, vient aboutir à un point qui est situé à cinq ou six millimètres au-dessous du bord supérieur de la symphyse, quelquefois un peu plus haut, mais aussi parfois plus bas. Michaelis (1) dit : « La partie de la symphyse qui est la plus rapprochée du promontoire, et où vient aboutir le point antérieur de la conjugata de l'entrée du bassin, est située ordinairement à 2 ou 3 lignes au-dessous du bord supérieur de la symphyse, parfois plus haut, mais jamais plus bas, si je m'en rapporte à ce que j'ai vu. » Il est facile de constater, en

(1) Michaelis. Das Enge Becken. Leipsig, 1865.

examinant nos figures et principalement les planches 2, 5, 9, 11, 21, etc., qu'il peut tomber bien au-dessous de la limite indiquée par Michaelis. Dernièrement encore, à l'hôpital de la Charité, nous avons trouvé, en mesurant le bassin de plusieurs femmes qui venaient de succomber, que dans trois cas le diamètre sacro-sus-pubien mesurait un centimètre et demi de plus que le diamètre minimum; ce dernier s'étendant de l'angle sacro-vertébral au milieu de la symphyse, *à deux centimètres* au-dessous du bord supérieur de la symphyse.

Nous avons appelé ce diamètre, *diamètre minimum* ou *diamètre utile*, non pas parce que nous voulions créer des dénominations nouvelles, mais bien pour le distinguer des sacro-sus-pubien et sacro-sous-pubien. Dans les auteurs il règne une confusion regrettable à propos de la dénomination du diamètre antéro-postérieur du détroit supérieur. Les uns l'appellent diamètre sacro-sus pubien, les autres sacro pubien ou bien diamètre droit, ou bien encore petit diamètre; les Allemands l'appellent diamètre conjugué ou diamètre vrai (conjugata vera).

Il est bien évident qu'à la lettre, plusieurs de ces appellations sont trop vagues; car, qu'est-ce que le diamètre sacro-pubien? Est-ce celui qui s'étend du bord supérieur de la symphyse au sommet, à la partie moyenne ou à la base du sacrum? En est-ce un autre qui part du promontoire pour venir aboutir au bord supérieur, à la partie moyenne, ou au bord inférieur de la symphyse. Ce sont tous des diamètres sacro-pubiens. D'un autre côté, est-ce que le diamètre sacro sus pubien n'est pas aussi droit que le diamètre sacro-sous-pubien? Nous comprenons mieux l'appellation diamètre conjugué ou diamètre vrai.

On pourra nous reprocher, partant de là, d'appeler nos diamètres sacro-sus et sacro-sous-pubien; assurément il eût été plus correct de les appeler promonto-sus et promonto-sous-pubien ; mais nous avons pensé qu'il valait mieux encore sacrifier à l'usage plutôt que de créer des appellations nouvelles.

CHAPITRE II

DE LA DÉDUCTION A FAIRE DU DIAMÈTRE SACRO-SOUS-PUBIEN POUR OBTENIR LE DIAMÈTRE SACRO-PUBIEN , D'APRÈS LES AUTEURS CLASSIQUES.

Si aujourd'hui les auteurs diffèrent peu quant au mode opératoire qui sert à estimer le diamètre sacro-sous-pubien, il n'en est pas de même quant à la quantité qu'on doit déduire de cette donnée première, pour obtenir le diamètre sacro-pubien utile (diamètre droit, diamètre vrai). Ainsi :

Alphonse Leroy, déduit.	6	millimètres.
Jacquemier.	6 à 9	—
Lachapelle.	10	—
Pajot.	10	—
Manoury et Salmon. . .	10	—
Chailly Honoré..	11	—
Velpeau..	11	—
Maigne.	11	—
Capuron.	14	—
Desormeaux.	14	—
Hutin.	14	—
Boddaërt.	15	—
Depaul.	15	—
Bailly..	15	—
Nægele.	13 à 17	—

Michaelis.   17   —
Maygrier. . . . .   18 à 20 —
Dubois. . . . . ⎫
Cazeaux . . . . ⎬   6 à 9 — pour un petit bassin.
Soboia. . . . . ⎭   9 à 11 — pour un grand bassin.

Nous savons. à la vérité, que ces auteurs ne donnent qu'un terme moyen et indiquent presque tous que ces chiffres peuvent varier ; mais tandis que pour les uns l'erreur ne peut être que de quelques lignes, pour les autres, l'écart peut être considérable dans certains cas.

Ainsi, il peut arriver, dit Mme Lachapelle (1), qu'on se trompe d'un *demi-pouce* et même d'un *pouce*.

Bakker, cité par Dubois (2), (*Siebold's Journal fur Gebursk*, I, 437.) mesure vingt-cinq bassins viciés, et trouve que la différence entre les deux diamètres varie d'une ligne à dix lignes et demie.

Gittermann (même journal, II, 114), en mesure douze également mal conformés, et trouve quatre lignes pour la plus petite différence et onze pour la plus grande.

Enfin Wellemberg (*Abhandburg über essein Pelvimenter*, von J. N. Wellemberg Naag, 1831), cite un bassin vicié sur lequel le diamètre diagonal a *seize lignes* de plus que le diamètre sacro-pubien.

Van Huevel (1), dans son mémoire sur la pelvimétrie, donne les résultats suivants :

8 bassins furent mesurés de cette façon. La distance comprise entre le bord inférieur de la symphyse et l'angle préver-

(1) Lachapelle. Pratique des accouchements, t. III, 2e Mémoire, 1825.

(2) Dubois. Article Pelvimétrie. In dict. en 30. 1811.

(1) Van Huevel. Mémoire sur la pelvimétrie. Annales de la Société de médecine de Gand, 1841.

tébral fut prise avec le pied français, ensuite il déduisit 9 lignes après chaque opération et mesure au compas le diamètre sacro-sous-pubien, ce qui lui donna :

Diamètre sacro-sous-pubien.				Diamètre sacro-pubien.	Différence.
P. L.			P. L.	P. L.	
5.3 moins	9,	égale	4.6	4.5	1 ligne.
3.9 »	9,	»	3.0	3.2	2 —
3.4 »	9,	»	2.7	2.4	3 —
2.6 »	9,	»	1.9	2.1	4 —
3.8 »	9,	»	2.11	2.6	5 —
4.6 »	9,	»	3.9	3.1	8 —
3.9 »	9,	»	3.0	1.7	17 —
3.3 »	9,	»	2.6	3.10	6

En plus ou en moins.

Et il ajoute : Des résultats aussi contraires, à la réalité, prouvent combien ce procédé est capable d'induire en erreur.

Boddaërt (1), rapporte qu'il a vu un bassin qui offrait une différence d'*un pouce* entre les deux diamètres sacro-pubien et sacro-sous-pubien. D'après Jacquemier, la différence peut être assez grande dans quelques cas de déformation du bassin pour conduire à des erreurs fâcheuses.

Dans nos auteurs classiques nous trouvons ces deux assertions, à savoir que : pour les uns, l'erreur ne peut être que de quelques millimètres ; pour les autres, elle peut être de 1, 2, 3 centimètres et même plus.

De sorte qu'on reste dans la plus grande incertitude quand on a à mesurer le diamètre sacro–sous-pubien d'un bassin vicié. A-t-on justement devant les yeux un bassin exceptionnel qui offre un écart considérable entre ses deux diamètres ? Ou au

(1) Boddaert. Quelques considérations et observations pratiques sur les procédés employés pour mesurer les diamètres du bassin. (Annales de médecine de la Société de Gand)

contraire, la différence est-elle minime? Doit-on déduire moins, comme le dit Dubois, pour un petit bassin que pour un grand? Autant de questions que nous avons cherché à résoudre et à élucider. Les recherches de Bakker, de Gittermann, de Wellemberg, pas plus que celle de Van Huevel, ne sont assez nombreuses pour qu'on puisse en tirer des conclusions quelconques.

Depuis leurs travaux, Michaelis (1) a fait de nouvelles recherches plus nombreuses et plus précises. Il donne le tableau suivant :

Différence de la conjugata vera (C. V.) (diamètre minimum), et de la conjugata diagonalis (C. D.) (diamètre sacro sous pubien), sur 26 bassins étroits :

Différence de C. D. et de C. V.	Nombre des bassins.
5 lignes.	1
6 —	2
7 —	6
8 —	7
9 —	6
10 —	3
11 —	1
Moyenne. 8 1/3 —	26

Sur 60 bassins secs, de dimensions différentes, il trouva une moyenne de 8 *lignes*. Donc, dans les bassins étroits, la moyenne paraît être plus grande de 1/3 de ligne. Et sa conclusion est celle-ci : Dans la règle, je déduisais 8 lignes de la conjugata diagonalis, pour obtenir la conjugata vera ; c'est seulement dans le cas de structure osseuse très-développée que je retranchais 7 lignes seulement. Il est toujours préférable de se tenir

(1) Michaelis, revu et publié par Litzmann. Das Enge Becken, Leipzig, 1865

dans ces limites, car, d'après les tables qui précèdent, on n'obtient que rarement un résultat qui s'éloigne de la vérité de 2 à 3 lignes. Dans tous les autres cas ce procédé de soustraction donne des résultats plus exacts.

En présence de cet état de choses, il nous a paru qu'il serait intéressant de multiplier les recherches sur ce sujet, afin de constater, au milieu de tant d'assertions contradictoires, quelle était la vraie vérité.

Nous ne pouvions varier nos recherches à l'infini et étudier tous les diamètres du bassin, nous avons donc spécialement porté nos investigations sur les diamètres antéro-postérieurs qui sont le plus souvent viciés et qui peuvent, du reste, être seuls mesurés par la pelvimétrie digitale ou instrumentale.

DEUXIÈME PARTIE

Recherches sur cent bassins pathologiques et normaux.

EXPOSÉ ANATOMIQUE ET DÉDUCTIONS PRATIQUES.

CHAPITRE PREMIER

DESCRIPTION DE NOTRE PROCÉDÉ DE PELVIGRAPHIE.

Nos recherches n'ont porté que sur ces différentes catégories.

1. Bassins rachitiques.
2. Bassins viciés par étroitesse.
3. Bassins viciés par luxation coxo-fémorale.
4. Bassins viciés par cyphose.
5. Bassins normaux et viciés par excès d'amplitude.

Nous avons laissé de côté les bassins ostéomalaciques, les bassins obliques ovalaires et les bassins rachitiques, dont le sacrum est déjeté latéralement, voici pourquoi :

Sur un bassin ostéomalacique, tous les diamètres antéro-postérieurs, véritablement utiles, ne viennent plus aboutir à la symphyse, mais bien aux branches horizontales du pubis, car, comme on le sait, ces dernières sont refoulées en dedans et forment, avec le corps du pubis, un angle rentrant dont le sommet est occupé par la region de la symphyse qui proémine en forme de *bec*, alors que les faces internes des pubis suivent une direction parallèle, ou même quelquefois se touchent. Par conséquent, la connaissance des diamètres sacro-pubiens devient inutile.

Sur un bassin oblique ovalaire le sacrum dévié du côté de la synostose, n'occupant plus la ligne médiane, il est de peu d'importance de connaître les diamètres sacro-pubiens qui, du reste, sont peu ou point rétrécis.

Quant aux bassins rachitiques avec déviation latérale très-accentuée du promontoire, ils se rapprochent plus ou moins du type oblique ovalaire, et les diamètres promonto-pubiens perdent leur signification habituelle ; car le plus grand rétrécissement ne porte pas d'ordinaire sur le diamètre sacro-pubien, mais bien sur la distance sacro-cotyloïdienne du côté vers lequel est porté le promontoire.

Au lieu de nous borner, comme nos rares prédécesseurs, à noter des mesures prises à la règle ou au compas en indiquant simplement les points de repère, nous avons pensé qu'il serait plus utile et plus intéressant en même temps de donner un tracé graphique, grandeur naturelle, parlant aux yeux et représentant la coupe médiane antéro-postérieure du bassin, c'està-dire donnant à la fois et le diamètre mensurable promonto-sous-pubien, et le diamètre bien plus utile à connaître, mais qui ne peut sur le vivant que se déduire du précédent, je veux dire le *diamètre antéro-postérieur minimum du détroit supérieur.*

De cette façon on pourra constater *de visu* la hauteur, l'épaisseur, la forme et la direction de la symphyse, la situation du promontoire, les modifications de la face antérieure du sacrum, enfin les plans, axes et dimensions des détroits et de l'excavation ; on aura, en un mot, au point de vue qui nous occupe, 100 bassins sous les yeux.

Nous nous sommes servi, pour obtenir nos tracés, d'un procédé remarquablement simple, et qui est basé sur la facilité avec laquelle on prend, avec une lame de plomb, le contour d'un objet sur lequel on l'applique avec les doigts.

C'est ce procédé qu'emploient les statuaires et les anthropologistes pour obtenir les contours du crâne et de la face.

Ce n'est encore qu'une imitation du procédé employé par notre excellent maître, M. le docteur Woillez, pour obtenir les courbes indiquant le périmètre de la poitrine, et qu'il a décrit dans une note lue à l'Académie de médecine le 24 mars

1857. Le principe est le même; nous avons employé des lames de plomb, tandis que M. Woillez se sert d'une tige de baleine composée de pièces articulées et qu'il appelle cyrtomètre.

Manuel opératoire. — On prend deux lames métalliques, formées d'un alliage de plomb et d'étain, ayant 1 centimètre de largeur et 1 millimètre d'épaisseur. Ces lames, parfaitement souples, offrent cependant une certaine résistance et gardent fidèlement, sans se déformer, la courbe qu'on les a forcées d'emprunter à l'objet sur lequel on les a moulées. Il faut en avoir d'assez longues pour qu'elles puissent être appliquées sur la face antérieure du coccyx, du sacrum et des dernières vertèbres lombaires. D'autres, plus courtes, suffisent à prendre successivement l'empreinte des faces antérieure et postérieure de la symphyse pubienne. Les nôtres mesuraient : les premières de 30 à 40 centimètres, les secondes 7 centimètres environ.

Pour lever le contour de la face antérieure de la paroi postérieure du bassin, on applique une extrémité de la grande lame sur la pointe du coccyx, on la fait remonter sur la ligne médiane jusqu'à la deuxième ou troisième vertèbre lombaire, en lui faisant subir une pression suffisante pour la forcer à s'adapter parfaitement sur toutes les irrégularités osseuses. Retirée du bassin, cette lame garde l'empreinte de toutes les saillies et dépressions de la ligne médiane. Portée sur une feuille de papier et placée de champ, il suffit d'en suivre les contours avec un crayon pour obtenir un tracé représentant exactement toute la face postérieure de l'excavation. Une même lame, réappliquée successivement sur d'autres bassins, peut servir un grand nombre de fois.

Pour obtenir le tracé de la·symphyse, on commence par déterminer des repères sur le papier qui a reçu le premier tracé; à cet effet, on décrit avec un compas un arc de cercle ayant pour centre le sommet de l'angle qui représente le promontoire, et pour rayon la longueur du diamètre sacro-sus-pubien mesuré à l'aide du compas lui même. Le bord supérieur de la symphyse doit se trouver naturellement sur un point quelconque de cette ligne courbe. Pour la déterminer exactement, on décrit un second arc de cercle qui a pour centre la pointe du coccyx, et pour rayon la longueur du diamètre coccy-sus-pubien. Le point d'intersection de ces deux lignes indique la situation du bord supérieur de la symphyse.

Pour le bord inférieur, on opère de la même façon, c'est-à-dire qu'il faut tracer encore deux arcs de cercle, l'un ayant pour centre le promontoire et pour rayon le diamètre sacro-sous-pubien, l'autre pour centre le coccyx et pour rayon le diamètre coccy-sous-pubien. Il ne reste plus qu'à prendre successivement, à l'aide d'une petite lame, l'empreinte des faces antérieure et postérieure de la symphyse et à les reporter sur le papier en s'aidant des repères dont la détermination vient d'être faite.

Nous appuyant sur l'invariabilité des axes du bassin dans leurs rapports respectifs parfaitement démontrée par le professeur Nœgelé, nous avons, dans nos planches, donné à nos bassins une inclinaison arbitraire. « En effet, dit P. Dubois (1), si la direction des plans et axes des détroits peut varier dans ses rapports avec l'horizon et avec le tronc, il n'en est pas de même des rapports respectifs des diverses parties qui constituent la ligne axuelle du bassin ; celle-ci, en effet, considérée dans son ensemble, c'est à-dire composée de l'axe du détroit supérieur de la ligne courbe centrale de l'excavation et de l'axe du détroit inférieur, est invariable, et sa conformation étant donnée, elle reste la même, quelle que soit la situation

____

(1) P. Dubois. Traité complet de l'art des accouchements. Paris, 1849.

absolue du tronc ou les rapports réciproques de ses diverses
parties. Ainsi, qu'un sujet soit debout, couché ou assis, que le
bassin soit fléchi, étendu ou incliné latéralement sur le tronc,
l'axe du détroit supérieur prolongé dans le bassin aboutira
toujours à la face antérieure du coccyx, et croisera toujours
l'axe du détroit inférieur au centre de l'excavation, l'extrémité
supérieure de ce dernier se terminera toujours au promontoire,
et la ligne centrale de l'excavation le traversera toujours, en
se tenant à une égale distance des parois pelviennes et en con-
servant ses rapports avec la prolongation des deux axes. »
Si nous n'avions eu à représenter que des bassins se rappro-
chant plus ou moins du type normal, nous aurions disposé nos
tracés de façon que le plan du détroit supérieur prolongé formât,
avec une ligne horizontale passant au niveau du bord inférieur
de la symphyse, un angle de 60 degrés environ, et le plan du
détroit inférieur un angle de 11 degrés. Mais il était impossible d'agir ainsi avec le plus grand nombre de nos bassins
viciés.

Nous avons représenté sur chacune de nos figures 4 diamètres antéro-postérieurs : le diamètre sacro-sus-pubien, le diamètre minimum, le diamètre sacro-sous-pubien et le diamètre
coccy-sous-pubien. Sur quelques-unes nous avons figuré et
mesuré un cinquième diamètre qui occupe une situation va-
riable. Ainsi sur les planches 1, 2, 3, 4, etc., on peut voir un
cinquième diamètre qui part de la dernière vertèbre lombaire,
pour venir aboutir au bord supérieur de la symphyse, diamètre
qui est plus étroit que le diamètre minimum du détroit supérieur. Sur les planches 24, 37, 61, etc., existe un cinquième
diamètre qui démontre que l'excavation est plus rétrécie, soit
dans sa partie supérieure, soit dans sa partie inférieure, que le
détroit supérieur dans certains cas, que le détroit inférieur
dans d'autres.

De plus, sur chaque figure nous avons représenté par deux lignes pointillées les axes du détroit supérieur et du détroit inférieur.

L'on peut voir combien la courbe de Camper et de Carus, qui ne donne déjà pas une idée très-exacte de la ligne centrale du petit bassin bien conformé, s'éloigne encore plus de la vérité lorsqu'il s'agit de bassins viciés.

Bien que M. Joulin considère la détermination de l'axe central du bassin comme inutile, « puisque, dit-il (1), il est absolument impossible d'en tenir compte dans la pratique », nous pensons, au contraire, qu'il est très-important, au point de vue pratique, de le déterminer autant que possible. Du reste, nous reviendrons plus loin sur ce point.

Dans toutes nos mesures, nous avons pris le centimètre pour unité.

Nous avons noté avec soin tous les caractères présentés par chaque bassin dont nous donnons le tracé, afin de pouvoir les classer.

Il eût été bien préférable de donner les caractères du squelette entier et principalement d'indiquer les déformations de la colonne vertébrale ; malheureusement, nous n'avons pu le faire que pour un certain nombre, car beaucoup de bassins que nous avons étudiés sont détachés du reste du squelette, et n'offrent que deux ou trois vertèbres lombaires et la partie supérieure des fémurs.

C'est une lacune dans notre travail que nous regrettons bien vivement, mais qu'il nous a été impossible de combler.

---

(1) Joulin. Traité complet d'accouchements. Paris, 1867.

CHAPITRE II.

N'envisageant les caractères anatomo-pathologiques du bassin qu'à un seul point de vue, il devenait par cela même inutile et nous dirons même impossible, de chercher à faire un classement méthodique de nos bassins. Le but que nous avons recherché est essentiellement pratique. Les diamètres antéro-postérieurs du petit bassin étant seuls accessibles, pouvant être seuls mesurés par l'accoucheur, d'un autre côté, se trouvant de beaucoup les plus communément viciés, nous nous sommes surtout efforcé d'étudier toutes les modalités suivant lesquelles le rétrécissement pouvait s'effectuer. Au lieu de décrire minutieusement bien des détails, assurément très-intéressants au point de vue purement anatomo-pathologique, mais qu'on ne peut reconnaître que *post mortem*, il nous a semblé préférable d'envisager en bloc tous les diamètres antéro-postérieurs, et surtout de donner des indications qui puissent mettre immédiatement l'accoucheur sur la voie du diagnostic.

Ces indications manquent complétement, nous pourrions dire dans nos traités classiques, ainsi que nous allons essayer de le prouver.

Nous prenons pour exemple le bassin rachitique. On trouve bien une description plus ou moins exacte, plus ou moins complète des viciations produites par le rachitisme ; il est bien indiqué, sinon par tous les auteurs, au moins par quelques-uns, que le sacrum peut subir différents déplacements, différentes transformations, que tantôt sa base a basculé en avant et son sommet en arrière, tantôt il est affaissé sur lui-même, et qu'enfin sa face antérieure, au lieu d'être concave, peut être plane et quelquefois même connexe. Mais ils réunissent tous ces caractères dans une même description, et parmi les signes distinctifs qui permettent de reconnaître les bassins viciés par le rachitisme, ils donnent le résumé suivant au point de vue des diamètres antéro-postérieurs :

Le diamètre antéro-postérieur du détroit supérieur est toujours diminué d'étendue, et cela à un degré qui varie suivant le degré de la déformation des os de la cavité pelvienne.

Le diamètre droit de l'excavation est constamment moindre que dans un bassin bien conformé.

Le diamètre antéro-postérieur du détroit inférieur conserve sa longueur normale, quelquefois il est un peu plus grand (Depaul).

Le diamètre diagonal est constamment plus court (Lenoir).

La longueur du sacrum est constamment moindre.

La concavité du sacrum, dans le sens de la longueur, est diminuée ou a disparu, ou plus encore est remplacée par une convexité.

La hauteur de la symphyse pubienne est plus courte.

La hauteur du petit bassin est diminuée.

Le coccyx n'offre aucune modification.

L'élévation de l'angle sacro-vertébral au-dessus du pubis a constamment diminué.

Ces caractères peuvent se retrouver à la vérité sur un assez grand nombre de bassins viciés par le rachitisme, mais il en est beaucoup d'autres qui sont loin de présenter cette physionomie. Aussi avons-nous été obligé de faire plusieurs subdivisions de bassins rachitiques.

Malgré les nuances si variées, si multiples qui font que chaque bassin présente, pour ainsi dire, une individualité propre, on peut, croyons-nous, réunir les bassins rachitiques sous cinq types principaux :

1° Les bassins viciés par le rachitisme qui présentent un

abaissement du promontoire, une courbure exagérée du sacrum avec affaissement de cet os. C'est le type pseudo-ostéomalacique des Allemands.

2° Les bassins viciés par le rachitisme, qui présentent un abaissement du promontoire avec une rectitude ou même une convexité antérieure de cet os. C'est le type classique.

3° Les bassins viciés par le rachitisme, mais qui ont conservé une certaine régularité dans leur forme, une proportion relative dans leurs différents diamètres. Ce type se rapproche très-intimement des bassins désignés par les auteurs sous les différentes appellations de bassins régulièrement trop petits, viciés par étroitesse absolue, avec perfection des formes, etc.

4° Les bassins viciés à la fois par le rachitisme et par une autre cause pathologique. C'est un type à viciation complexe, qui présente des particularités extrêmement intéressantes. C'est ce bassin qui cause des surprises aux accoucheurs les plus expérimentés, surprises qui, nous devons le dire de suite, ne sont pas toujours désagréables. Nous nous expliquerons sur ce point un peu plus loin.

La cause secondaire, qui vient le plus souvent modifier les effets produits par le rachitisme, est une déformation de la colonne vertébrale. Les diverses modifications apportées et imprimées par cette cause sont profondes à ce point, que le bassin rachitique est véritablement défiguré.

. Certainement d'autres causes doivent encore venir modifier le bassin rachitique, mais nous n'avons pu complètement les étudier pour deux raisons : la première, c'est qu'elles sont assez rares ; la seconde, c'est que nous n'avons eu à notre disposition, comme nous l'avons déjà dit, qu'un nombre relativement restreint de squelettes entiers. C'est une étude qui reste à faire et qui ne sera possible que quand on aura rassemblé, non pas comme on le fait généralement, un assez grand nombre de bassins préparés, mais bien conservés avec le squelette entier, et autant que faire se pourra des renseignements cliniques, pris surtout au point de vue des antécédents sur chaque individu. C'est ce qui fait complètement défaut jusqu'ici dans toutes nos collections.

Nous avons rangé ces bassins avec beaucoup d'autres dans une grande catégorie qui a pour titre : *bassins en antéversion*.

5° Les bassins viciés par le rachitisme qui présentent une déviation latérale exagérée du promontoire. Nous avons éliminé de notre travail ce cinquième type, qui se rapproche plus ou moins du type oblique ovalaire, nous avons dit précédemment pourquoi.

Nous avons réuni sous le nom de bassins en antéversion :

1° Les bassins viciés par luxation (bassins coxalgiques de Rokitansky, bassins à type iléo-fémoral de Guéniot).

2° Les bassins viciés par cyphose (type cyphotique de Chantreuil).

3° Les bassins viciés par le rachitisme, mais qui l'ont été de plus par une inflexion quelconque de la colonne vertébrale.

Enfin, dans une dernière catégorie, nous avons placé et les bassins normaux, et les bassins dits viciés par amplitude.

Nous allons donc étudier séparément :

1° *Les bassins viciés par rachitisme avec abaissement du promotoire, courbure exagérée du sacrum et saillie lordosique des dernières vertèbres lombaires.*

2° *Les bassins viciés par rachitisme avec abaissement du promotoire, rectitude ou convexité antérieure de cet os.*

3° *Les bassins viciés par rachitisme peu altérés dans leur formes, et les bassins dits viciés par étroitesse absolue, ou régulièrement trop petits ou avec perfection des formes, etc.*

4° *Les bassins en antéversion*, se subdivisant en :

Bassins viciés par luxation coxo-fémorale ;

Bassins viciés par cyphose ;

Bassins viciés par rachitisme et par une inflexion anormale de la colonne vertébrale.

5° *Les bassins normaux et ceux dits viciés par amplitude.*

CHAPITRE III

ÉTUDE SPÉCIALE DE CHACUN DES TYPES DE BASSINS VICIÉS

Art. 1er. — **Bassins viciés par rachitisme avec abaissement du promontoire, courbure exagérée du sacrum et saillie lordosique des dernières vertèbres lombaires.**

Ces bassins présentent comme caractères :

Une saillie lordosique des dernières vertèbres lombaires telle que, dans certains cas, la dernière proémine plus dans l'aire du détroit supérieur que l'angle sacro-vertébral, et forme alors un promontoire artificiel ou plutôt un second promontoire. . (V. Pl. ii, iii, iv).

Un abaissement considérable de l'angle sacro-vertébral.

Une courbure du sacrum bien plus accentuée qu'à l'état normal. Elle est portée à un degré extrême sur notre iiie Planche.

Une diminution considérable dans la hauteur de la corde qui unit la pointe du coccyx à l'angle sacro-vertébral. Il y a un véritable affaissement du sacrum.

Comme conséquence de la position inférieure qu'occupe le promontoire, les différences de longueur entre les diamètres sacro-sus-pubien et sacro-sous-pubien sont très-peu accentuées. En examinant les planches ii, iii, v et viii, on peut voir que, si on joignait les deux extrémités de la symphyse par une ligne droite, on aurait un triangle isocèle, dont les deux côtés égaux seraient formés par les diamètres sacro-sus-pubien et sacro-sous-pubien. Il résulte de là que, chaque fois que la face postérieure de la symphyse est plane, la différence entre le diamètre sacro-sous-pubien et le diamètre utile est minime. Ainsi les figures 2 et 8 qui offrent cette disposition nous donnent une différence de 0,6 et 0,4. Quand l'épaisseur de la symphyse est considérable, les différences sont plus accentuées.

La symphyse offre des variétés considérables quant à sa forme, à sa hauteur et à son épaisseur. Les diamètres de l'excavation sont agrandis soit d'une façon relative, soit d'une façon absolue. D'une façon relative, car quoique n'offrant pas les dimensions normales, le diamètre droit de l'excavation est toujours plus étendu de plusieurs centimètres que les diamètres antéro-postérieurs des détroits.

D'une façon absolue, puisque nous trouvons, d'après un de nos tracés, planche x, un diamètre droit de l'excavation qui mesure 12 centim. 8 millim. Le diamètre coccy-sous-pubien est généralement rétréci, figures 6 et 8.

D'une façon générale, on peut observer une diminution notable dans la hauteur du petit bassin. Les axes du bassin offrent une modification profonde. L'axe du détroit supérieur vient toujours tomber bien en avant de la pointe du coccyx, quelquefois tout près de la symphyse, planches ii, iii et iv. L'axe du détroit inférieur a rarement la direction normale, et passe dans l'aire du détroit supérieur bien en avant de l'angle sacro-vertébral. Sur deux de nos tracés, planches ii et iii, les axes du détroit supérieur et du détroit inférieur sont parallèles.

Comme on le voit, ces bassins diffèrent complètement des bassins rachitiques, généralement décrits. Cependant, depuis longtemps déjà, M. le professeur Pajot les avait reconnus, et il leur assigne une place à part dans ses tableaux.

Par la forme de l'excavation, ils se rapprochent beaucoup des bassins viciés par ostéomalacie à un degré peu avancé. Et, certainement, on peut dire que c'est à propos de ces bassins que fut soulevée la question suivante si controversée : Existe-t-il entre les bassins déformés par le rachitisme et ceux déformés par l'ostéomalacie des différences de forme et de structure telles qu'on puisse, dans la majorité des cas, distinguer ces bassins les uns des autres ?

Au point de vue de la *structure*, ces bassins offrent une différence capitale, ainsi que l'ont démontré Kilian (1), Virchow (2), et d'autres. Et comme le dit avec juste raison Grenser (3). Hohl avait tort quand, dans son traité (*Zur Pathologie der Beckens*, 1852), il tenta à l'exemple de P. Franck, Beyer, Richter, J. Hunter, d'abandonner la destinction établie entre le rachitisme ét l'ostéomalacie et de prouver l'identité de ces deux affections.

Dans une thèse fort remarquable, soutenue tout récemment à la Faculté, l'auteur (4), reprenant la question, s'exprime ainsi : « Si la similitude du rachitisme et de l'ostéomalacie a pu être admise à l'époque où l'une et l'autre de ces affections étaient peu connues dans leur mode d'évolution, et dans la nature des altérations du tissu osseux, nous croyons que cette opinion doit être abandonnée depuis les travaux de Broca, Virchow sur l'anatomie pathologique du rachitisme, et les recherches de O. Weber, Virchow, Fœrster, Litzmann, Rokitansky, Rindfleisch, Wolkmann, etc., sur le ramollissement des os chez les adultes. «

Mais, dans les degrés peu avancés de l'ostéomalacie, la *configuration* est la même que celle de certains bassins éminemment rachitiques. Aussi bien, disent Nægelé et Grenser (5), comment

(1) Kilian, Das halisteritische Becken, 1847.

(2) Virchow, Archiv. fur pathologische anatomie, Berlin, 1853, t. 5.

(3) Nægelé et Grenser, Traité pratique de l'art des accouchements, traduction Aubenas. Paris, 1869.

(4) P. Bouley. Pathologie comparée de l'ostéomalacie chez l'homme et les animaux domestiques. Paris, 1874.

(5) Loc. cit.

le bassin rachitique, n'aurait-il pas la forme dite ostéomalacique, si, à l'époque où les os étaient ramollis, il était soumis à des influences mécaniques analogues à celles qui produisent la difformité pelvienne dans l'ostéomalacie des adultes ?

Pour démontrer ce fait, nous avons donné le tracé d'un bassin ostéomalacique à un degré peu avancé, qui appartient à la collection du Muséum.

C'est pour cette raison aussi que MM. Depaul et Guéniot admettent que quelquefois. il est très-difficile, sinon impossible, de reconnaître si la cause déformatrice est de nature rachitique ou ostéomalacique.

Il est très-important de diagnostiquer la forme de ce bassin sur la femme vivante, voici pour quelles raisons :

D'abord, on devra se rappeler que c'est dans cette catégorie que l'on est exposé à rencontrer un promontoire, situé au-dessus de l'angle sacro-vertébral. Fait qui ne se rencontre que dans deux autres catégories de bassins : Le bassin vicié par ostéomalacie et le bassin *spondylolysthésique*. (1) On sait en effet que dans cette rare variété, par suite de la luxation en avant de la dernière vertèbre lombaire, le bord antérieur de cet os déborde la face antérieure de la première vertèbre sacrée. Il en résulte une lardose lombaire qui couvre en partie le détroit inférieur comme un toit, d'où vient que Kilian donne le nom de *pelvis obtecta* à ce vice de conformation qu'il a décrit le premier. De plus, les diamètres sacro-pubiens paraissent agrandis surtout au niveau de l'excavation, par suite du renversement de la base du sacrum en arrière.

Donc, lorsque sur une femme rachitique l'ensellure sera très-

(1) On pourrait nous objecter que les bassins dont nous donnons les tracés, ont peut-être été viciés par ostéomalacie. A cela nous répondrons que l'erreur n'est pas possible, car les caractères des autres os que ceux du pelvis et y attenant, sont bien nettement ceux du rachitisme.

prononcée, lorsque en pratiquant le toucher au lieu de rencontrer le sacrum plan ou convexe on reconnaîtra que sa concavité est plutôt augmentée, il faudra faire remonter autant que possible le doigt au-dessus de l'angle sacro-vertébral, afin de s'assurer que la dernière vertèbre lombaire n'est pas plus rapprochée de la symphyse que le promontoire.

Du reste, nous devons dire que la plus grande différence que nous ayons observée entre le plus petit diamètre vertébro-pubien et le diamètre sacro sous-pubien, n'a pas dépassé 2 centimètres pl. IV.

Dans ces cas l'angustie n'est plus pulvienne, mais bien lombo-pubienne, pl. II, III, IV, X.

A un degré moindre, le rétrécissement ne porte qu'en un seul point qui existe au niveau de diamètre minimum sacro-pubien, pl. V, VI, VII, X.

Immédiatement au-dessus et au-dessous de ce point, il y a un agrandissement des diamètres ; le rétrécissement n'est pas canaliculé, mais se présente sous la forme d'un anneau mince. Nous n'avons pas besoin de dire combien ces dispositions peuvent avoir d'influence sur le pronostic, et sur les moyens thérapeutiques à employer.

Nous avons réuni dans le tableau suivant (1) le résultat de toutes nos mensurations prises sur neuf bassins de cette catégorie. De plus, dans une colonne, nous donnons les différences qui existent entre le diamètre sacro sous-pubien et le diamètre minimum, et qu'on devrait retrancher du premier dans la mensuration digitale.

(1) Un tableau semblable se trouve à la fin de chaque chapitre concernant chaque catégorie.

1ᵉʳ Tableau résumant les diverses mensurations prises sur 9 bassins rachitiques présentant une courbure exagérée du sacrum, un abaissement du promontoire et une saillie lordosique des dernières vertèbres lombaires.

	Diamètre sacro-sus pubien.	Diamètre sacro-sous-pubien.	Diamètre minimum.	Différence entre D. sous P. et D. M.	Hauteur de la symphyse.	Epaisseur de la symphyse.	Diamètre coccy-sous-pubien.
Fig. 2	5.5	5.5	4.1	0.6	3.3	1.0	8.5
3	6.3	6.6	5.1	1.5	3.8	1.1	7.2
4	7.4	8.0	6 0	2.0	4.5	1.6	7.5
5	8.5	8.7	7.7	1.0	3.1	1.4	8.0
6	8.7	9.2	8.1	1.1	3.5	1.3	6.1
7	8.9	9.8	8.1	1.7	3.9	1.3	10.0
8	9.9	9.7	9.3	0.4	3.4	1.0	7.2
9	9.5	9.9	8.6	1.3	3.6	1.2	8.1
10	9.8	11.2	8.8	2.4	4.3	1.6	8.8
Moyenne.				1.33			

Art. II. — **Bassins viciés par rachitisme avec abaissement du promontoire et rectitude ou convexité antérieure de cet os.**

Ce type le plus anciennement connu et le mieux décrit dans nos traités classiques, offre comme caractères :

Un abaissement du promontoire.

Un renversement des dernières pièces du sacrum en arrière. Cet os a opéré un véritable mouvement de bascule qui a porté sa base en avant et son sommet en arrière.

Une face antérieure du sacrum tantôt simplement plane, tantôt convexe.

Une convexité telle des deux première vertèbres sacrées, qu'il existe parfois un second promontoire situé au-dessous de l'angle sacro–vertébral.

Une courbure du coccyx tantôt normale, tantôt exagérée, tantôt enfin ayant complètement disparu.

La hauteur et l'épaisseur de la symphise sont ou diminuées, ou normales, ou augmentées.

Le diamètre antéro-postérieur du détroit supérieur est constamment le plus rétréci, excepté dans le cas où il y a un second promontoire au niveau des premières pièces sacrées.

Les diamètres antéro-postérieurs de l'excavation offrent une augmentation graduelle en allant du détroit supérieur au détroit inférieur, de sorte que quelquefois les diamètres de la partie inférieure de l'excavation présentent une étendue plus grande qu'à l'état normal.

D'une façon générale, la coupe médiane antéro-postérieure du petit bassin affecte la forme d'un cône tronqué, dont la base se confond avec le diamètre coccy sous-pubien et le sommet avec le diamètre sacro-pubien minimum.

L'axe prolongé du détroit supérieur vient aboutir en un point qui se rapproche sensiblement du centre du détroit inférieur, quelquefois un peu plus rapproché de la symphyse, d'autres fois un peu plus rapproché du coccyx.

L'axe prolongé du détroit inférieur vient rencontrer le sacrum, le plus souvent au milieu de sa face antérieure, parfois un peu plus haut.

La hauteur du petit bassin est amoindrie, parce que, malgré le redressement du sacrum, cet os occupe une situation très-inclinée de haut en bas et d'avant en arrière.

Nous pouvons tirer de ces différents caractères des données très-utiles au point de vue clinique. En effet, dans cette catégorie, le plus grand rétrécissement siége au niveau du détroit supérieur ou un peu au-dessous. Dans certains cas, il faut s'attendre à trouver un second promontoire au *dessous* du premier. On ne devra donc jamais négliger après avoir mesuré le diamètre sacro-sous-pubien de mesurer aussi les diamètres supérieurs de l'excavation.

De plus, en examinant nos planches, on voit que le rétrécis-

sement ne porte pas sur un seul point, comme dans la première catégorie, mais au contraire, offre une certaine étendue.
C'est un rétrécissement canaliculé. Or, il est facile de com-
prendre combien la connaissance de ce fait a d'importance, au
point de vue du pronostic et au point de vue des moyens thérapeutiques à employer. En effet, avec un bassin également
rétréci au niveau du détroit supérieur, et toutes choses égales
d'ailleurs, le travail présentera une physionomie toute dif-
férente chez deux femmes, dont l'une aura un sacrum ayant
une courbure à peu près normale ou exagérée, et l'autre un sacrum plan ou convexe; chez la première, un seul point est
rétréci, tandis que chez la seconde, il y a un rétrécissement
qui peut avoir deux, trois et même quatre cents mètres d'étendue; c'est un véritable canal, et l'on conçoit aisément comment
la tête du fœtus, sollicitée à descendre, pressée de toutes parts,
se moulera bien plus facilement dans le premier cas que dans
le second.

En admettant l'hypothèse d'un accouchement spontané, il
résulte une autre donnée de la situation du sacrum, et, par cela
même, de la direction des axes.

Cette déduction du reste a été parfaitement exposée par
Gambattista Fabbri, à propos des bassins dont la hauteur verticale est diminuée, à savoir que : quand la tête aura accompli
sa descente, elle ne subira pas l'influence de la résistance et de
la réaction du coccyx ; elle sera pour ainsi dire, enfoncée dans
les parties molles du fond qui se laissent facilement dilater, et
si une ou plusieurs mains ne viennent pas s'appliquer au
périnée d'une manière convenable, pour remplacer artificiel-
lement la réaction indispensable qui fait défaut, l'accouchement traînera en longueur, si même il ne se termine pas
par une lacération centrale du périnée. C'est dans ce cas
surtout qu'il faut soutenir méthodiquement le plancher pel-
bien.

2ᵉ Tableau résumant les diverses mensurations prises sur 27 bassins rachitiques présentant un abaissement du promontoire et une rectitude ou convexité antérieure de cet os.

Numéros des planches.	Diamètre sacro-sus-pubien.	Diamètre sacro-sous-pubien.	Diamètre minimum.	Différence entre D sous P. et D. M.	Hauteur de la symphyse.	Épaisseur de la symphyse.	Diamètre coccy-sous-pubien.
11	3.7	3.8	2.9	0.9	3.3	1.0	8.5
12	5.3	5.9	4.7	1.2	3.4	0.9	7.4
13	5.3	6.2	5.0	1.2	3.1	0.7	7.3
14	6.0	6.5	5.0	1.5	3.3	1.1	10.3
15	5.3	6.4	5.0	1.4	3.2	0.7	8.3
16	5.8	7.0	5.1	1.9	4.2	1.5	11.3
17	5.5	7.1	5.1	2.0	3.6	1.3	8.6
18	6.3	8.2	5.6	2.6	4.2	1.5	9.6
19	6.2	8.2	5.6	2.6	4.0	1.6	7.4
20	6.8	8.2	6.3	1.9	3.4	1.1	9.2
21	7.1	7.9	6.5	1.4	3.4	1.5	8.7
22	7.5	8.2	6.6	1.6	4.0	1.4	8.2
23	7.0	7.5	6.5	1.0	3.3	1.2	8.2
24	7.0	8.4	6.6	1.8	3.5	1.3	8.0
25	7.7	8.8	7.2	1.6	2.9	1.1	9.0
26	7.8	9.0	7.3	1.7	3.7	1.4	8.9
27	7.8	8.7	7.4	1.3	3.0	1.3	6.7
28	7.9	8.8	7.4	1.4	3.1	0.8	10.2
29	8.4	9.1	7.6	1.5	3.1	1.4	00.0
30	8.3	9.2	7.8	1.4	3.4	1.1	9.2
31	8.6	10.0	8.0	2.0	3.4	1.4	13.5
32	9.0	9.6	8.0	1.6	3.9	1.3	8.0
33	8.9	10.2	8.2	2.0	4.0	1.5	7.7
34	9.0	9.6	8.2	1.4	3.8	1.3	7.5
35	9.3	9.8	8.5	1.3	3.5	1.1	8.8
36	9.2	10.6	8.6	2.0	3.9	1.6	10.6
37	10.6	11.4	9.9	1.5	4.0	1.3	8.7

Moyenne. 1.6

Art. III. – Bassins viciés par rachitisme, peu altérés dans leur forme, et bassins dits viciés par étroitesse absolue ou avec perfection des formes ou régulièrement trop petits, etc.

Les caractères de ces bassins sont trop connus pour que nous les exposions ici avec détails. Qu'on se représente un bassin normal diminué dans tous ses diamètres de un, deux, trois centimètres et même dans certains cas davantage, et l'on aura une idée très-nette de ces bassins. Les diamètres sont rétrécis, il est vrai, mais ils ont conservé entre eux une proportion relative. Les axes ont aussi conservé, à peu de choses près, leur direction normale. Seulement nous devons faire remarquer que la symphyse offre, sur certains de ces bassins, des dimensions qui dépassent celles de l'état normal. Ainsi, Pl. 41, 43, 45, 48, 50, la hauteur de la symphyse mesure 4,3, 4,3, 4,3, 4,1, 4,6, 4,2, alors que le diamètre minimum mesure 8,2, 8,9, 9,1, 9,3, 9,7, 10.

A ce propos nous dirons que nous avons, mais en vain, cherché de ces symphyses qui mesurent six, sept centimètres et même plus et qui constituent ce que les auteurs appellent la *barrure*. Nous avons eu entre les mains plus de trois cents bassins et jamais nous n'avons trouvé une symphyse mesurant plus de cinq centimètres et demi.

Nous aurions pu, à la rigueur, ranger un certain nombre de bassins sous la dénomination de bassins régulièrement trop petits, mais il nous a été impossible d'en trouver un seul parmi tous ceux que nous avons étudiés, qui présentât une réelle perfection des formes avec un rétrécissement de 1 ou 2 centimètres des principaux détroits. Tous présentent des asymétries plus ou moins prononcées ou une légère anomalie de forme. Ce fait, du reste, n'avait pas échappé à MM. Depaul et Guéniot, car dans l'article : Bassin, précédemment cité, ils disent :

« Une régularité parfaite dans les formes n'est pas plus commune dans ces bassins que dans ceux qui offrent une ampleur exagérée. Des six observations publiées par Faurichon, Nichet et Gensoul, cinq en sont des preuves convaincantes, puisque, bien qu'il ne s'agisse pas de bassins rachitiques, trois d'entr'eux ont un diamètre oblique, diminué de 14 millimètres, alors que tous les autres le sont de 22, 26 et 33 millimètres. Une différence analogue s'observe dans la réduction des dimensions des deux autres bassins. Il convient donc de ne pas prendre, dans un sens trop rigoureux, les expressions : uniformément rétrécis, régulièrement trop étroits, etc., employés par les auteurs pour caractériser ce genre de viciation. »

Nous avons donc rangé dans la même catégorie et ces bassins peu viciés et d'autres qui, bien qu'appartenant à des squelettes, présentant au plus haut degré le caractère du rachitisme, conservent cependant dans le rapport de leurs diamètres une certaine proportion.

Le rétrécissement peut être tel qu'on le voit, contrairement à l'assertion de Stein neveu, sur plusieurs de nos tracés, tomber à 7 centimètres et demi au niveau du diamètre minimum qui existe toujours au détroit supérieur. Nous n'avons rien de particulier à noter, si ce n'est qu'en mesurant un des diamètres on connaîtra les autres, puisque les proportions sont gardées.

3° Tableau résumant les diverses mensurations prises sur 15 bassins, rachitiques ou non régulièremen ttrop petits.

Numéros des planches.	Diamètre sacro-sus-pubien.	Diamètre sacro-sous-pubien.	Diamètre minimum.	Différence entre D. sous P. et D. M.	Hauteur de la symphyse.	Epaisseur de la symphyse.	Diamètre coccy-sous-pubien.
38	7.9	9.1	7.3	1.8	3.5	1.2	7.8
39	8.5	9.1	7.7	1.4	3.5	1.4	7.1
40	8.4	9.2	7.9	1.3	3.3	1.2	6.2
41	8.8	10.2	8.2	2.0	4.3	1.3	7.1
42	9.1	10.6	8.6	2.0	4.0	1.0	8.1
43	9.7	10.5	8.9	1.6	4.3	1.5	8.7
44	9.8	11.0	9.1	1.9	4.3	1.4	7.5
45	10.2	11.4	9.3	2.1	4.1	1·3	8.2
46	9.9	10.5	9.3	1.2	3.9	1.1	8.0
47	10.2	11.1	9.3	1.8	4.0	1.5	9.0
48	10.2	12.2	9.7	2.5	4.6	1.4	9.3
49	10.4	11.4	9 9	1.5	4.0	1.5	8.4
50	10.5	12.0	10.0	2.0	4.2	1.4	7.8
51	10.9	11.3	10.1	1.2	4.0	1.2	7.2
52	10.8	11.9	10.4	1.5	3.7	1.2	7.2

Moyenne. 1.7

ART. IV. — **Bassins en antéversion.**

A. *Bassins viciés par luxation, bassins coxalgiques de Rokitansky, bassins iléo-fémoraux de Guéniot.*

Ici on pourrait faire une distinction entre les bassins viciés par luxation unilatérale, et les bassins viciés par luxation double, mais au point de vue des diamètres antéro-postérieurs, nous trouvons que les différences sont trop peu accusées pour qu'on puisse les réparer.

D'une façon générale, ces bassins offrent une antéversion telle de tout le pelvis, que parfois l'axe de sa cavité devient horizontal et que le plan du détroit supérieur, au lieu de former avec l'horizon un angle d'environ 60 degrés, se trouve disposé verticalement (Guéniot) (1).

Le diamètre antéro-postérieur du droit supérieur est toujours plus grand que le diamètre antéro-postérieur du détroit inférieur. Cela est bien marqué et très-évident sur les bassins à luxation double, mais si le fait est moins accusé quand la luxation est simple, il n'en existe pas moins.

Nous sommes complètement de l'avis de M. Guéniot, quand il dit : « L'étendue des détroits et de l'excavation pelvienne, comparée à celle des mêmes parties dans un bassin normal, est largement suffisante pour permettre un accouchement normal à terme. Gambattista Fabbri, dans le mémoire qu'il présenta à l'Académie de Bologne, en 1864, arrive à une conclusion identique : « Les dimensions de douze bassins atteints de luxations doubles spontanées ou congénitales, loin d'être diminuées, sont plutôt agrandies. Le diamètre coccy-pubien seul est raccourci, ce rétrécissement est de peu d'importance à cause de la mobilité du coccy. » Nous donnons plus bas le résultat de ses mensurations.

On peut considérer sur nos tracés combien la direction horizontale de la symphyse est accusée, et combien aussi cet os est peu développé et en hauteur et en épaisseur. Plusieurs de nos tracés démontrent aussi que la courbure sacrée ou plutôt sacro-coccygienne est légèrement exagérée et que la dimension verticale du petit bassin est amoindrie.

(1) Guéniot. Des luxations coxo-fémorales, soit congénitales. soit spontanées, au point de vue des accouchements. Thèse d'agrégation, 1869.

L'axe prolongé du détroit supérieur se rapproche sensiblement de la direction normale, tandis que l'axe prolongé du détroit inférieur tombe le plus souvent en avant de l'angle sacrovertébral, quelquefois même au centre de l'aire du détroit supérieur.

Nous terminerons ce chapitre par cette remarque importante faite par M. Guéniot, à savoir, qu'il serait fâcheux en clinique de croire que les femmes, atteintes de double luxation congénitale, ont toujours un bassin suffisamment large pour permettre un accouchement à terme. En effet, une cause étrangère peut s'allier à la luxation et vicier alors profondément le bassin. M. Guéniot a décrit quatre de ces bassins à viciation complexe.

4ᵉ Tableau résumant les diverses mensurations prises sur 7 bassins viciés par luxation simple oú double.

Numéros des planches.	Diamètre sacro sus-pubien.	Diamètre sacro-sous-pubien.	Diamètre Minimum.	Différence entre, D sous P. et D.M.	Hauteur de la symphyse.	Epaisseur de la symphyse.	Diamètre coccy-sous-pubien.
53	10.0	10.0	9.5	0.5	2.5	0.7	8.0
54	10.7	11.1	10.0	1.1	3.0	1.0	7.5
55	11.3	11.3	10.9	0.4	2.9	0.8	7.1
56	11.5	12.6	11.0	1.6	3.5	1.0	9.6
57	8.7	9.5	8.4	1.1	2.4	0.7	5.0
58	11.2	11.4	10.6	0.8	3.2	0.7	6.4
59	12.1	12.5	11.8	0.7	2.5	0.9	9.5
			Moyenne.	0.9			

Gambattista Fabri mesure six bassins coxalgiques et six bassins atteints de luxation double et trouve pour le diamètre postérieur du détroit supérieur :

Bassins coxalgiques.	Bassins avec luxation double.
10 cent.	10.7
9.6	11.2
11.4	9.6
9.8	11.2
9.1	13.2
9.3	10.5

B. Bassins viciés par cyphose et bassins viciés par une courbure quelconque de la colonne vertébrale.

Ces bassins ont été parfaitement étudiés et décrits par notre excellent ami le Dr Chantreuil, ancien chef de clinique d'accouchements (1), dans sa thèse inaugurale. Aussi allons-nous résumer brièvement les caractères pathognonomiques de ces bassins, assignés par cet auteur dans son remarquable travail.

Pour que le caractère du bassin cyphotique se révèle dans oute sa pureté (pl. 83), il faut : 1° que la gibbosité à convexité postérieure, résultant le plus souvent d'un mal de Pott, se soit produite pendant l'enfance ; 2° que le bassin ne soit pas vicié par une autre cause quelconque.

Plus la cyphose se rapproche de la partie inférieure de la colonne vertébrale, plus les effets seront accentués. Aussi doit-on distinguer la cyphose dorso-lombaire, la cyphose lombaire et la cyphose lombo-sacrée. Le sacrum subit des modifications importantes ; sa base est portée en haut et en arrière entre les os iliaques d'une façon très-prononcée. La face antérieure forme avec les corps des dernières vertèbres lombaires une surface légèrement convexe.

(1) Chantreuil. Études sur les déformations du bassin chez les cyphotiques au point de vue de l'accouchement. Paris, 1869.

Pinard.   7

L'excavation a presque complètement disparu. La hauteur du sacrum est augmentée, surtout au niveau de la face antérieure.

Les os coxaux paraissent avoir tourné autour d'un axe dirigé d'avant en arrière et passant par les cavités cotyloïdes, de sorte que les fosses iliaques sont éloignées l'une de l'autre et les tubérosités sciatiques, au contraire, rapprochées; l'angle que forment en avant les branches horizontales du pubis est plus étroit, plus aigu qu'à l'état normal, et au niveau de la symphyse pubienne les surfaces articulaires sont plus rapprochées en bas qu'en haut, etc., etc. La forme de ces bassins est donc due à deux phénomènes :

1° Agrandissement du grand bassin et du détroit supérieur ;

2° Rétrécissement du détroit inférieur, surtout dans la direction transversale.

Quand la cyphose agit sur un bassin uniformément rétréci, faut considérer les mesures relatives du détroit inférieur et non es mesures absolues. Quand la cyphose vient compliquer le rachitisme, il en résulte une modification extrêmement importante, bien indiquée déjà par M. Chantreuil, mais sur laquelle nous croyons devoir insister.

Le rachitisme, comme on le sait, a surtout pour effet de rétrécir le diamètre antéro-postérieur du détroit supérieur et d'agrandir dans nombre de cas, d'une façon relative, le détroit inférieur. La cyphose amène un résultat diamétralement opposé, d'où il suit que ces deux causes morbifiques se neutralisent et que dans ces cas le bassin est bien moins vicié que si l'une d'elles avait agi isolément. On pourrait dire que de ces deux causes, l'une joue par rapport à l'autre le rôle de lésion compensatrice. A l'appui de cette assertion, M. Chantreuil

donne les mesures des principaux diamètres d'un bassin appartenant à la collection de Clamart. Le squelette offre à un
très-haut degré les déformations rachitiques des membres et
du thorax, et, de plus, porte au niveau de la région dorso-
lombaire une cyphose arrondie due également au rachitisme.
Sur ce bassin (n° 552) on reconnaît encore quelques caractères du rachitisme, mais ils sont peu accentués ; il en est de
même des effets dus à la cyphose.

Diamètre antéro-postérieur du détroit supérieur.... 10 c. 5
Diamètre bi ischiatique......................... 9 c. 5
Distance des épines sciatiques........ .... 9 c. 5
Distance maxima des branches descendantes du pubis 8 c. 0

Nous avons remarqué le même fait sur nombre de bassins
que nous avons étudiés ; aussi ne devra-t-on point l'oublier,
lorsqu'on aura exceptionnellement à s'assurer des dimensions
de la filière pelvienne chez une rachitique affectée de cyphose.

Nous avons poursuivi nos recherches sur ce sujet, et nous
croyons pouvoir formuler la proposition suivante : Toute inflexion prononcée de la colonne vertébrale, soit scoliose, soit
cyphose, produite dans le jeune âge, a pour effet de relever la
base du sacrum en arrière et par cela même d'agrandir le diamètre antéro-postérieur du détroit supérieur.

C'est pour toutes ces raisons que nous avons donné un assez
grand nombre de tracés pris sur des bassins appartenant à des
squelettes rachitiques et non rachitiques, avec courbures pathologiques de la colonne vertébrale.

On peut voir, planches 66, 68, 70, etc., que le diamètre
antéro-postérieur est agrandi et que le pelvis est légèrement
en antéversion.

On trouvera aussi parmi nos figures quelques tracés pris sur des bassins d'enfants. Nous les avons donnés pour montrer, en dehors de la déformation, combien chez les jeunes sujets l'antéversion pelvienne est prononcée.

Quand les caractères d'un bassin vicié par cyphose sont bien accentués, la coupe médiane antéro-postérieure affecte la forme conique; mais à l'inverse de ce qui se passe dans les bassins rachitiques de la deuxième catégorie, la base du cône est au niveau du détroit supérieur, et le sommet tronqué au niveau du détroit inférieur. Au point de vue des axes, les modifications portent surtout sur l'axe du détroit supérieur. Ce dernier prolongé tombe soit sur le coccyx, soit sur un point plus ou moins élevé de la face antérieure du sacrum.

On verra, en comparant les planches 74 et 83, combien le bassin dit cyphotique diffère du bassin dit en entonnoir généralement décrit.

Nous donnons, planche 72, le tracé d'un bassin appartenant à un squelette qui présente une rectitude anormale de la colonne vertébrale. Le bassin est en antéversion. Les diamètres promonto-pubiens sont normaux, tandis que les diamètres de la partie inférieure de l'excavation sont notablement rétrécis. Il existe au musée Dupuytren un squelette sur lequel on observe aussi une rectitude anormale de la colonne vertébrale, et dont le bassin offre absolument les mêmes caractères que celui que nous avons figuré planche 72.

Parmi tous ces bassins, il est facile de voir que tantôt l'antéversion est due à la position élevée de l'angle sacro-vertébral (bassins cyphotiques), tantôt à la direction horizontale de la symphyse, le promontoire occupant sa position à peu près normale (bassins viciés par luxation).

5ᵉ Tableau indiquant les diverses mensurations prises sur 26 bassins en antéversion.

Numéros des planches.	Diamètre coccy sous-pubien.	Diamètre coccy-sus-pubien.	Diamètre minimum.	Différence. D sous P et D M	Hauteur de la symphyse.	Épaisseur de la symphyse.	Diamètre coccy-sous-pubien.
60	5.9	7.7	5.9	1.8	2.5	0.8	8.5
61	8.1	9.4	7.9	1.5	3.1	0.6	7.4
62	6.7	8.0	6.6	1.4	3.5	0.7	8.1
63	6.7	9.2	6.7	2.5	3.5	1.3	7.1
64	8.0	9.3	7.8	1.5	3.5	1.1	7.6
65	8.3	10.0	8.2	1.8	3.0	0.9	5.7
66	8.8	10.5	8.4	2.1	3.8	1.0	9.3
67	10.0	10.4	9.3	1.1	3.0	1.3	8.7
68	9.9	11.4	9.5	1.9	3.9	1.2	7.3
69	10.3	11.2	9.5	1.7	4.1	1.4	5.3
70	10.3	11.7	10.0	1.7	4.0	1.1	7.1
71	10.4	11.2	10.0	1.2	3.1	0.8	0.0
72	10.6	11.8	10.1	1.7	3.5	1.0	6.4
73	11.0	13.0	10.8	2.2	3.7	1.1	9.0
74	12.0	12.0	11.0	1.0	3.7	1.1	6.5
75	11.7	13.1	11.5	1.6	3.8	1.0	8.4
76	12.0	13.4	11.4	2.0	3.7	1.0	6.4
77	12.0	13.4	11.5	1.9	4.2	1.3	7.4
78	12.0	13.0	11.5	1.5	3.7	1.3	6.8
79	12.5	14.0	11.8	2.2	4.5	1.4	9.2
80	12.4	14.2	11.6	2.6	4.6	1.4	9.3
81	12.0	13.7	11.8	1.9	3.2	0.8	5.5
82	12.6	13.2	12.0	1.2	3.7	1.2	5.4
83	13.1	14.1	13.0	1.1	3.4	0.8	7.2
84	13.2	14.0	13.0	1.0	3.6	1.1	8.3
85	13.4	14.2	13.1	1.1	3.6	0.8	8.7

Moyenne. 1.7

Nous avons pris les tracés des bassins considérés comme types normaux qui se trouvent au Museum et à la Maternité. On peut voir que, même au point de vue des diamètres antéro-postérieurs, il est extrêmement rare d'en rencontrer qui mesurent exactement les diamètres indiqués dans tous nos traités d'accouchement. Il en est de même pour la hauteur et la courbure du sacrum et aussi pour la hauteur de la symphyse et du bassin en entier.

Si nous examinons l'étendue du diamètre coccy-pubien, nous trouvons pour les bassins normaux, et même pour les bassins viciés par excès d'amplitude, des dimensions bien inférieures à celles qui lui sont généralement assignées. M. G. Devilliers a consigné, dans un excellent mémoire (1). le résultat de ses recherches sur ce sujet. Cet auteur a étudié le diamètre coccy-pubien soit sur le bassin sec, soit sur le cadavre, et il a trouvé des chiffres généralement inférieurs à ceux communément admis.

L'infériorité est encore bien plus notable lorsqu'on étudie seulement les bassins secs ; cela doit être évidemment attribué a l'incurvation souvent très-prononcée en dedans qu'éprouve le coccyx sous l'influence de la traction qu'exercent sur lui les ligaments sacro-sciatiques desséchés, incurvation qui est infiniment moins prononcée sur les bassins frais.

Quoi qu'il en soit, **M.** Devillers, dans la deuxième conclusion de son travail, s'exprime ainsi : « Le diamètre coccy-pubien, abstraction faite de l'incurvation des bassins secs, m'a paru, dans plus des trois quarts des cas, inférieur à 109 millimètres qu'on lui reconnaît généralement. »

(1) G. Devilliers. Recueils de mémoires et d'observations sur les accouchements. Paris, 1862.

Nos recherches nous ont donné un semblable résultat, d'où il suit que le mouvement de rétropulsion du coccyx doit être plus accentué qu'on ne l'admet communément.

6° Tableau résumant les diverses mensurations prises sur 15 bassins normaux ou viciés par excès d'amplitude.

Numéros des planches.	Diamètre sacro-sus-pubien.	Diamètre sacro-sous-pubien.	Diamètre minimum.	Différence. D sous P et D M	Hauteur de la symphyse.	Epaisseur de la symphyse.	Diamètre coccy-sous-pubien.
86	10.5	11.8	9.8	2.0	4.6	1.3	8.5
87	12.2	13.5	12.0	1.5	3.8	1.4	8.0
88	11.5	12.0	10.6	1.4	4.0	1.4	10.1
89	11.5	12.6	11.0	1.6	3 4	1.2	10.3
90	12.0	11.8	10.8	1.0	4.4	1.6	10.2
91	11.5	12.0	10.9	1.1	3.9	1.2	8.0
92	11.7	12.0	11.0	1.0	4.4	1.5	9.0
93	12.0	12.7	11.0	1.7	4.1	1.5	0.0
94	11.8	13.1	11.3	1.8	3.9	1.8	0.0
95	12 0	12.4	11.6	0.8	3.1	1.1	8.9
96	12.5	13.0	11.8	1.2	4.2	1.2	11.9
97	12.2	13.0	11.8	1.2	3.8	1.4	9.0
98	12.2	13.5	11.9	1.6	4.2	1.1	9.2
99	13.1	14.3	12.5	1.8	5.0	1.2	9.3
100	13.4	14.4	12.9	1.5	3.6	1.2	11.0

Moyenne. 1.4

Tableau donnant les résultats de toutes nos mensurations au point de vue de la différence entre le diamètre sacro-sous-pubien et le diamètre minimum.

Différence.	Oc. 4	sur	2 bassins.
—	0 5	—	1 —
—	0 6	—	0 —
—	0 7	—	1 —
—	0 8	—	3 —
—	0 9	—	1 —
—	1 0	—	6 —
—	1 1	—	7 —
—	1 2	—	8 —
—	1 3	—	4 —
—	1 4	—	9 —
—	1 5	—	11 —
—	1 6	—	8 —
—	1 7	—	6 —
—	1 8	—	7 —
—	1 9	—	6 —
—	2 0	—	10 —
—	2 1	—	2 —
—	2 2	—	2 —
—	2 3	—	0 —
—	2 4	—	1 —
—	2 5	—	2 —
—	2 6	—	3 —
Moyenne.	1 c. 53		100

CHAPITRE IV

CONCLUSIONS A TIRER DES MENSURATIONS PRÉCÉDENTES.

Les différents tableaux qui précèdent montrent qu'il n'est guère possible, si ce n'est pour les bassins viciés par luxation: d'établir une formule, quant à la déduction à faire du diamètre sacro-sous-pubien, pour obtenir le diamètre minimum ou véritablement utile, applicable à chaque catégorie du bassin.

En prenant les moyennes l'erreur serait très-grande, car les écarts sont et très-nombreux et assez considérables.

Certains auteurs font dépendre le rapport des deux diamètres, cités de la situation du promontoire, relativement à la symphyse ; ainsi Van Huevel (1), dit : Si la base du sacrum s'est élevée par redressement ou par excès de courbure de l'os, si le pubis est remonté avec les branches horizontales, il est clair que, dans ce cas, la ligne promonto-sous-pubienne éprouvera des modifications dans sa longueur. Nos recherches ne nous permettent pas d'accepter cette manière de voir et viennent corroborer les faits avancés par Michaelis (2), en montrant que sur des bassins où le promontoire a la même situation, les rapports des deux diamètres sont extrêmes ; et, inversement, là où ces rapports sont les mêmes, le promontoire est situé tantôt plus haut, tantôt plus bas. La grande variété de ce rapport ne dépend nullement, comme le voulaient Dubois et Cazeaux, de l'étroitesse ou de la largeur du bassin, puisque, pour une même différence de 1 centimètre, nous trouvons des bassins dont le diamètre sacro-sous-pubien mesure, (6 c. 6), (7 c. 5), (8 c. 7), (11 c. 8), (12 c.), (14 c.) ; d'autres mesurant (7 c. 1), (10 c. 2), (10 c. 8), (11 c. 8), (12), (13 c. 4), au diamètre sacro-sous-pubien, et sur lesquels on doit déduire 2 centimètres pour obtenir le diamètre minimum. Quelles sont donc les véritables causes qui font varier le rapport de ces diamètres ? Elles sont au nombre de trois :

1° La hauteur de la symphyse ;

2° Son épaisseur ;

3° Sa direction.

Ces trois causes n'ont pas une influence égale ; c'est surtout la hauteur de la symphyse qui fait varier le rapport des deux

(1) Van Huevel, loc. citat.
(2) Michaëlis, revu et publié par Litzmann, loc. cit.

Pinard.   8

diamètres, ensuite vient la direction et bien loin après l'épaisseur qui n'a pas, à beaucoup près, une influence aussi considérable que le voulait Mme Boivin.

Sur 16 bassins qui offrent une différence de 1 centimètre et au-dessous entre le diamètre sacro-sous-pubien et le diamètre minimum, nous trouvons pour la hauteur de la symphyse une hauteur de 3 c. 3 ; pour l'épaisseur une moyenne de 1 c. 1.

Sur 21 bassins dont la différence entre le diamètre sacro-sous-pubien et le diamètre minimum est de 2 centimètres et au-dessus, nous trouvons pour la hauteur de la symphyse une moyenne de 4 centimètres, pour l'épaisseur une moyenne de 1 c. 25.

Nous n'avons point la prétention d'affirmer qu'il n'existe pas de bassins offrant un plus grand écart dans le rapport des deux diamètres que celui que nous connaissons, mais on nous permettra de dire que si ces cas existent, ils sont bien rares. Nous n'en avons point rencontré offrant une différence de trois centimètres. Notre maximum est 2 c. 6. Notre minimum 0,4 m. Nous allons prendre ces deux extrêmes. Certainement, si on déduit constamment 1 c. 5, on peut commettre des erreurs regrettables, mais pourquoi accepter une déduction constante? Là est le défaut. Nous l'avons déjà dit, elle doit être proportionnnée surtout à la hauteur et à la direction de la symphyse et quelque peu à l'épaisseur. Chaque fois que chez une femme la symphyse mesurera 4 c. et au-dessus, on devra déduire de 1 c. 5 à 2 c. Au-dessous de 4 c. de 1 c. 5 à 1 c.

APPENDICE.

Chez les jeunes filles, alors que la mensuration digitale ne peut être pratiquée, tous les accoucheurs en sont réduits à rechercher quelle est l'étendue du diamètre antéro-postérieur externe, c'est-à-dire, de la ligne qui s'étend de l'extrémité supérieure de la symphyse pubienne, recouverte des parties molles, à l'apophyse épineuse de la cinquième vertèbre lombaire. (Diamètre de Baudelocque ou diamètre antéro-postérieur conjugué des Allemands.)

Cette mesure s'obtient, soit avec le pelvimètre de Baudelocque, soit avec le pelvimètre modifié de M. Depaul.

Nous ne décrirons pas le manuel opératoire qui est décrit partout et dont les dernières indications ont été données par Michaelis (1) et M. Depaul.

Michaelis s'est servi, pour la pelvimétrie externe sur le vivant, du compas d'épaisseur de Burchard.

Mais il nous semble assez important de donner ici le résultat des recherches de Michaelis sur ce point. Jusqu'à présent nous n'avons sur ce sujet, en France, que des notions incomplètes. Commencées par Mmes Boivin et Lachapelle, ces recherches n'ont été, on peut le dire, continuées sérieusement par aucun accoucheur.

C'est pour ces raisons que nous avons cru devoir ajouter à notre travail cet appendice, d'autant plus que cette question confine au sujet que nous avons traité.

____

(1) Michaëlis, Das Enge Becken, etc., 1865.

Rapport du diamètre de Baudelocque (D B) à la largeur du bassin mesurée sur le vivant.

500 BASSINS.

Grandeur de D. B. Pouces.	lignes.	Nombre des bassins.	Parmi lesquels, bassins larges (1).	Parmi lesquels, bassins étroits.	Rapports des bassins étroits au nombre total des bassins.
6	0	1	0	1	100 p. cent.
6	3	4	2	2	50 —
6	6	22	12	9	41 —
6	9	36	22	14	39 —
7	0	77	62	15	19 —
7	3	89	78	11	12 —
7	6	105	96	9	8 —
7	9	75	72	3	4 —
8	0	57	54	3	5 —
8	3	23	23	0	0 —
8	6	9	9	0	0 —
8	9	2	2	0	0 —
		500	433	67	

(1) Tout bassin qui mesure 3, 6 et au-delà, est classé parmi les bassins larges.

Tout bassin qui mesure mons de 3,6 est classé parmi les bassins étroits.

Rapport du diamètre de Baudelocque (D B) à la conjuguée vraie (conjugata vera) ou diamètre antéro-postérieur du détroit supérieur ou notre diamètre minimum, sur des bassins secs.

SUR 62 BASSINS SECS CHOISIS PARMI 7 COLLECTIONS SE TROUVENT :

Grandeur de D B.		Nombre des bassins.	Parmi eux bassins larges.	Mesure du diamètre conjugué.		Parmi eux bassins étroits.	Mesure du diamètre conjugue,		Rapport des bassins étroits
P.L.	P.L.						P.L.	P.L.	
4.4 à	4.6	1	0	—		1	0.0	2.4	100 p. c.
4.7	4.9	3	0	—		3	2.0	2.4	100 —
4.10	5.0	1	0	—		1	2.8	0.0	100 —
5.4	5.6	3	0	—		3	3.2	3.4	100 —
5.7 à	5.9	5	2	3.6 à	3.11	3	2.5 à	2.9	60 —
5.10	6.0	6	4	3.6	3.9	2	2.11	3.4	33 —
6.1	6.3	6	3	3.7	4.0	3	3.3	3.5	50 —
6.4	6.6	14	9	3.6	4.10	5	2.11	3.4	35 —
6.7	6.9	7	7	3.18	4.2	0	—		—
6.10	7.0	8	8	3.9	4.9	0	—		—
7.1	7.3	5	5	3.9	4.8	0	—		—
7.4	7.6	1	1	4.0	—	0	—		—
7.7	7.9	1	1	4.2	—	0	—		—
8.3	0.0	1	1	5.6	—	0	—		—
		62	41			21			

Différence du diamètre de Baudelocque (D B) et de la conjugata vera (notre diamètre minimum)

SUR 62 BASSINS SECS :

Différence de DB et de CV.		Nombre des bassins.	Parmi eux, bassins larges.	Parmi eux, bassins étroits.	Rapport de bassins étroits.
P. L.	P. L.				
1.7 à	1.9	2	2	0	0 p. c.
1.10	2.0	1	1	0	0
2.1	2.3	12	8	4	33
2.4	2.6	10	6	4	40
2.7	2.0	14	11	3	21
2.10	3.0	9	5	4	44
3.1	3.3	8	5	4	37
3.4	3.6	6	3	3	50

Différences que donne la mensuration du diamètre de Baudelocque sur les mêmes bassins à l'état vivant et à l'état sec.

Grandeur de la Conjugata vera.		Grandeur du diamètre de Baudelocque sur le vivant. sur le mort.		Différence de D B sur le vivant et sur le mort.	Différence de D B et de C V sur le vivant. sur le mort.	
2	11	7.3	6.3	1.0	4.4	3.4
3	3	7.0	6.5	0.7	3.9	3.2
3	3	6.9	6.5	0.4	3.6	3.2
3	0	6.9	6.4	0.5	3.9	3.4
4	3	7.6	7.3	0.3	3.3	3.0
4	1	6.11	6.3	0.8	2.10	2.2
3	11	7.8	7.0	0.8	3.9	3.1
3	7	7.0	6.7	0.5	3.5	3.0
3	3	7.3	6.5	0.10	4.0	3.2
3	5	6.10	6.3	0.7	3.5	2.10
2	6	7.1	5.10	1.3	4.7	3 4
3	0	7.0	6.7	0.5	4.0	3.7
Moyenne génér.		7.1	6.6	0.7	3.9	3.1

RESULTATS DES TABLEAUX PRÉCÉDENTS.

1° La grandeur du diamètre de Baudelocque, mesurée sur le vivant, varie de 6 pouces (16 c. 8 m.) à 8 pouces 9 lignes (23 c. 6 m.), soit une différence de 2 pouces 9 lignes (7 c. 4 m.).

2° La grandeur moyenne du diamètre de Baudeloque chez les vivants est de 7 pouces 5 lignes (20 c.); plus de la moitié de tous les bassins mesurait entre 7 pouces 3 lignes (19 c. 5 m.) et 7 pouces 9 lignes (20 c. 7 m.); et la sixième partie mesurait 8 pouces (21 c. 6 m.) et au-delà. Si d'après Baudelocque on retranche 3 pouces (8 c. 1 m.) de ces derniers pour trouver la *conjugata vesa*, la sixième partie de tous les bassins devrait mesurer 5 pouces et au-delà, ce qui est contraire à l'exactitude. Il faut retrancher en moyenne 3 pouces 5 lignes (9 c. 2 m.) au moins, vu que la *conjugata vera* en général ne mesure pas au-delà de 4 pouces (10 c. 8 m.)

3° La grandeur moyenne du diamètre de Baudelocque fut trouvée sur 67 femmes vivantes ayant des bassins étroits de 7 pouces (18 c. 9 m.), ainsi moindre de 5 lignes (1 c. 1 m.) seulement que la moyenne générale, tandis que la *conjugata vera* était diminuée dans ces bassins de 10 lignes (2 c. 2 m.) environ. Ainsi la conjuguée externe n'exprime qu'à moitié la diminution de la conjuguée vraie.

4° Le tableau 3 et le tableau 4 montrent que ces moyennes ne peuvent servir à aucune conclusion certaine.

Ainsi d'après le tableau 3, la différence de DB et de CV oscille entre 1 pouce 7 lignes (4 c. 2 m.) et 3 pouces 6 lignes (9 c. 4 m.), sans que ces écarts soient expliqués par des rétrécissements du bassin.

D'après ces considérations on pourrait croire que le diamètre de Baudelocque n'est d'aucune importance pour la mensuration pratique du bassin. Je ne suis pas de cet avis, car ce diamètre est, dans tous les cas où il mesure moins de 7 pouces (18 c. 9 m.) très-important pour le diagnostic du bassin étroit, vu que ce dernier se rencontre presque *une fois* sur *deux* (46 : 100); par contre, lorsque le diamètre de Baudelocque atteint plus de 8 pouces (21 c. 6 6 m.), on rencontrera rarement des bassins étroits.

TABLE DES MATIÈRES.

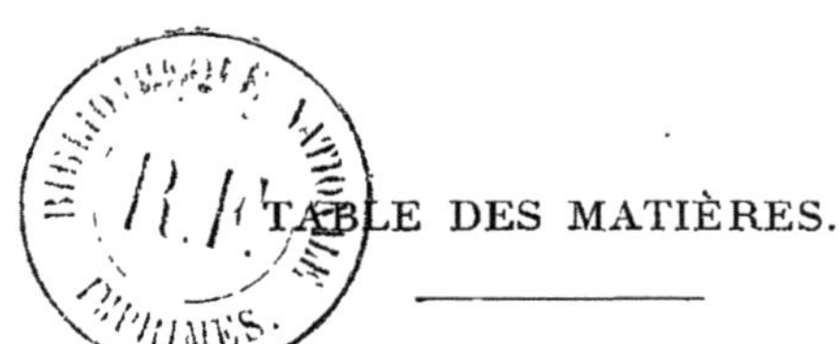

A. Parent, imprimeur de la Faculté de Médecine. rue M.-le-Prince, 31.

TRACÉS
PELVIGRAPHIQUES

Imprimerie J. Halmbourg, 5, Rue des Fontaine, PARIS

BASSIN OSTÉOMALACIQUE,
Degré peu avancé.

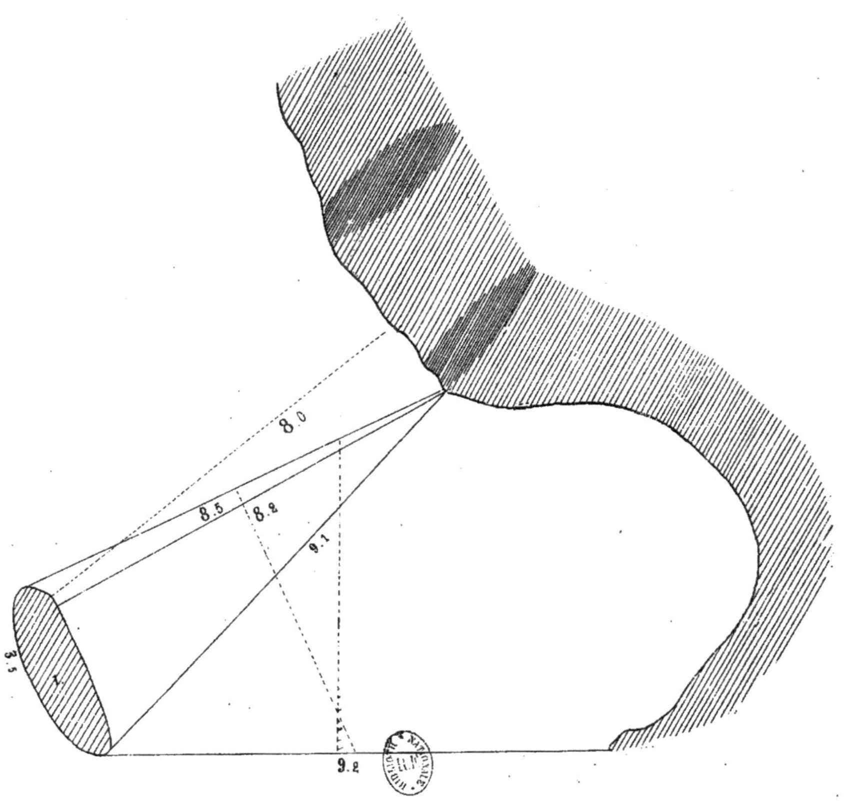

Diamètre   Sacro Sus Pubien 8.5
    „   Sacro Sous Pubien 9.1 } Différence 1.1
    „   Minimum   8.

BASSINS RACHITIQUES
avec courbure éxagérée du Sacrum et saillie
lordosique des dernières vertèbres lombaires

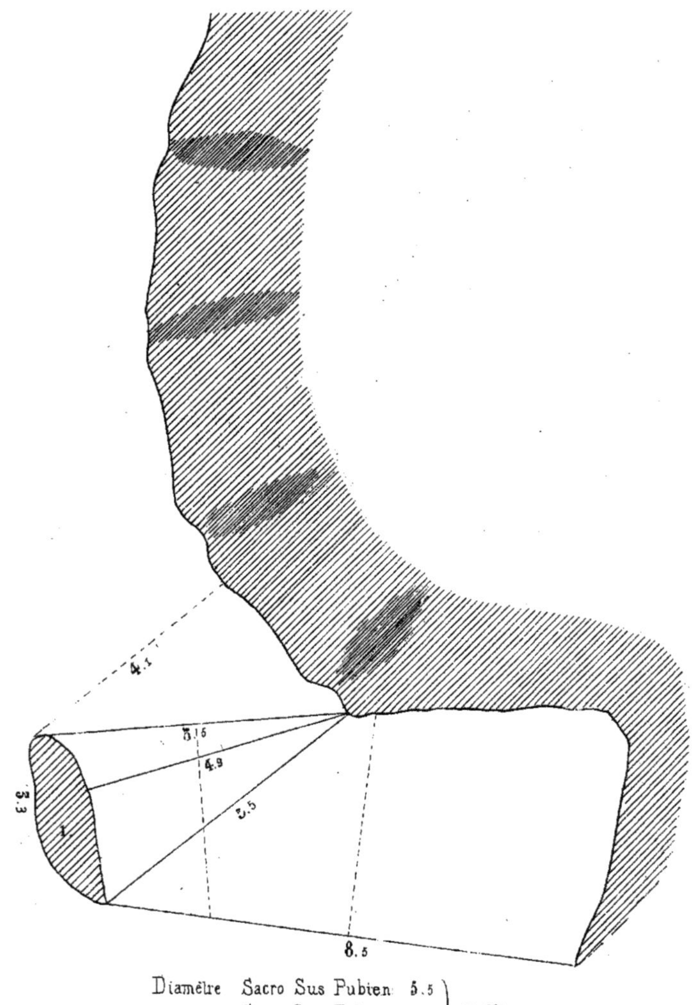

Diamètre   Sacro Sus Pubien   5.5 ⎫
   „   Sacro Sous Pubien   5.5 ⎬ Différence 0.6
   „   Minimum   4.9 ⎭

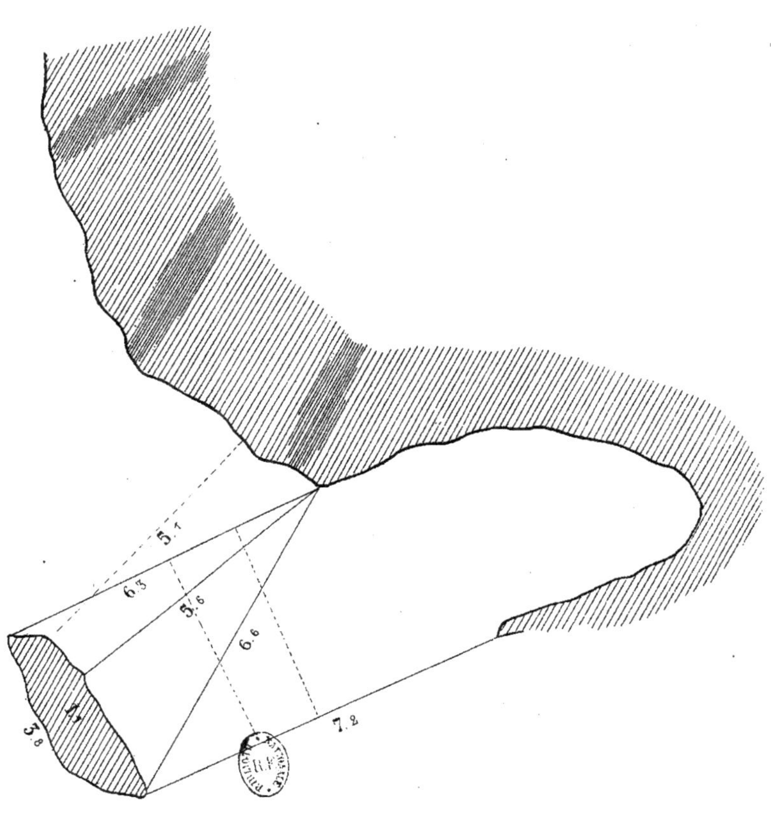

Diamètre   Sacro Sus Pubien   6.3 ⎫
   "   Sacro Sous Pubien   6.6 ⎬ Différence 1.5
   "   Minimum   5.1 ⎭

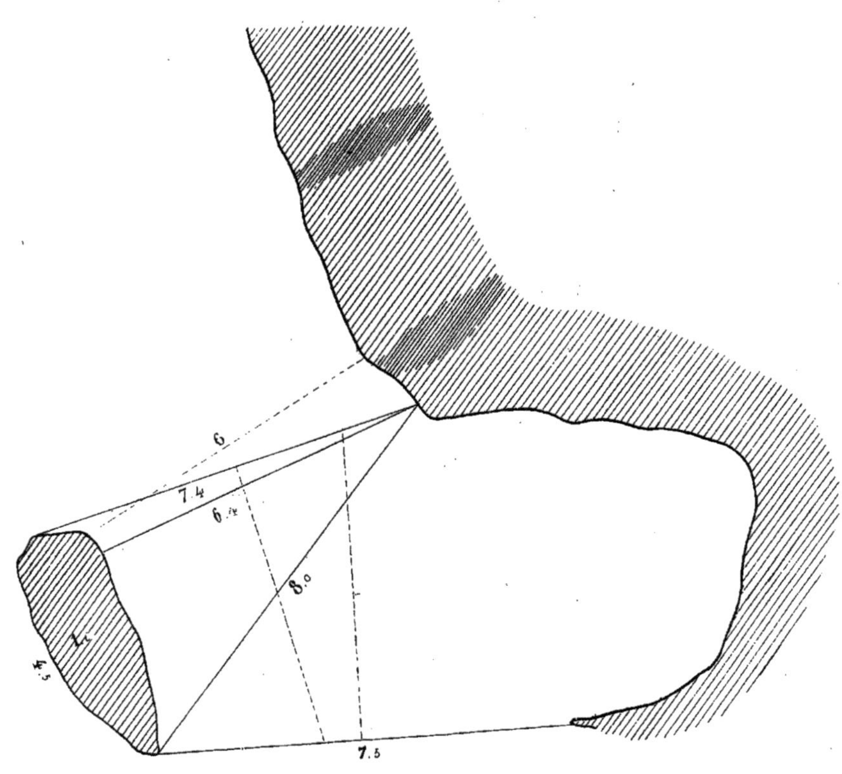

Diamètre Sus Pubien 7.4
     Sacro Sous Pubien 8.0 } Différence 2.0
     Minimum 6.0

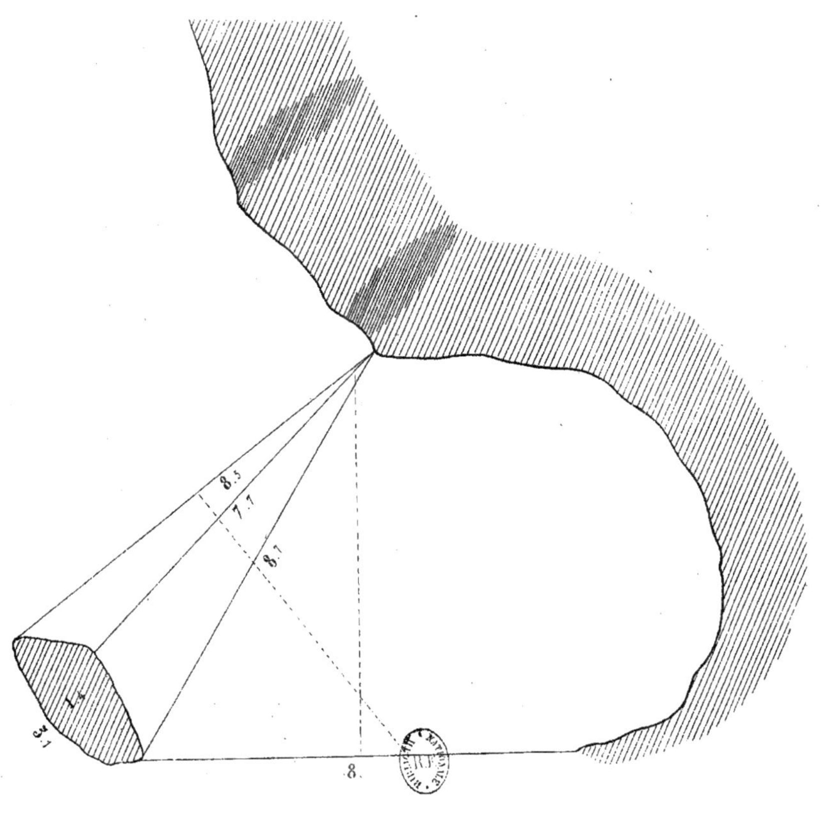

Diamètre Sacro Sus Pubien   8.5 ⎫
          Sacro Sous Pubien 8.7 ⎬ Différence 1.0
          Minimum   7.7 ⎭

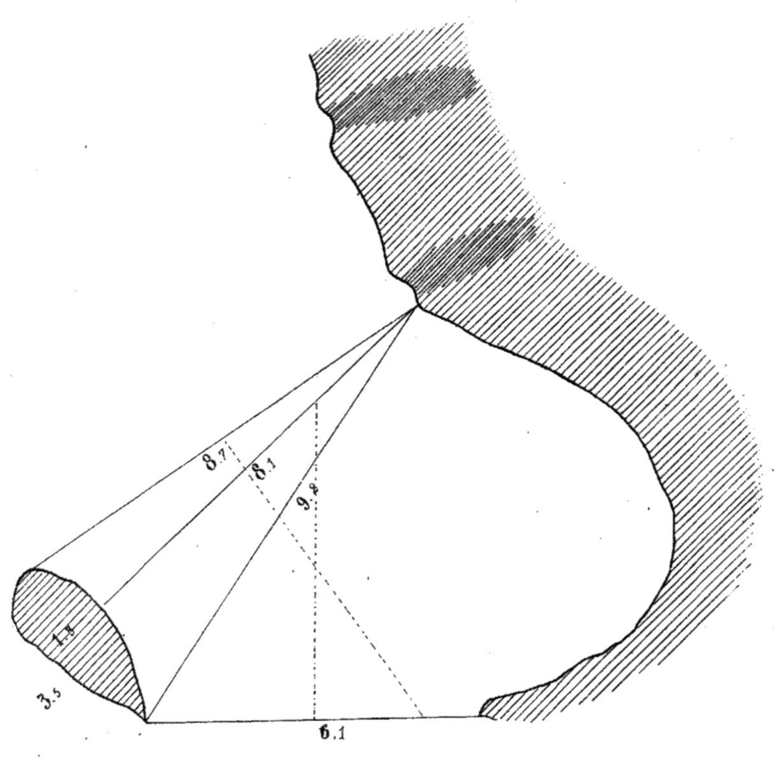

Diamètre   Sacro   Sus Pubien   8.7
   "   Sacro   Sous Pubien 9.2   } Différence 1.1
   "   Minimum   8.1

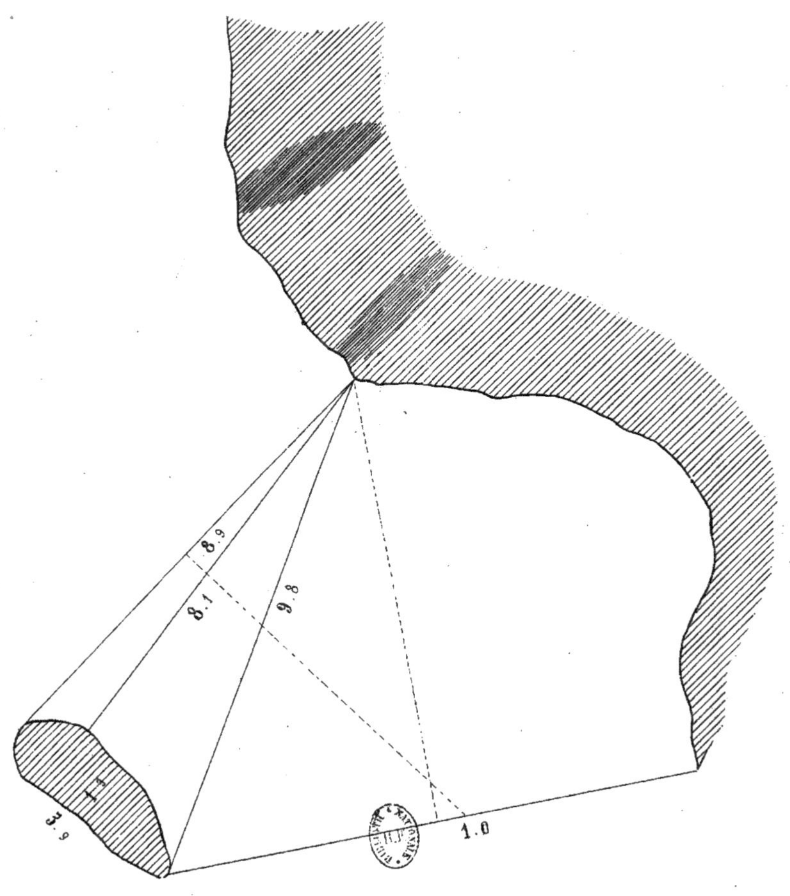

Diamètre Sacro Sus Pubien 8.9
       " Sacro Sous Pubien 9.8 } Difference 1.7
       " Minimum 8.1

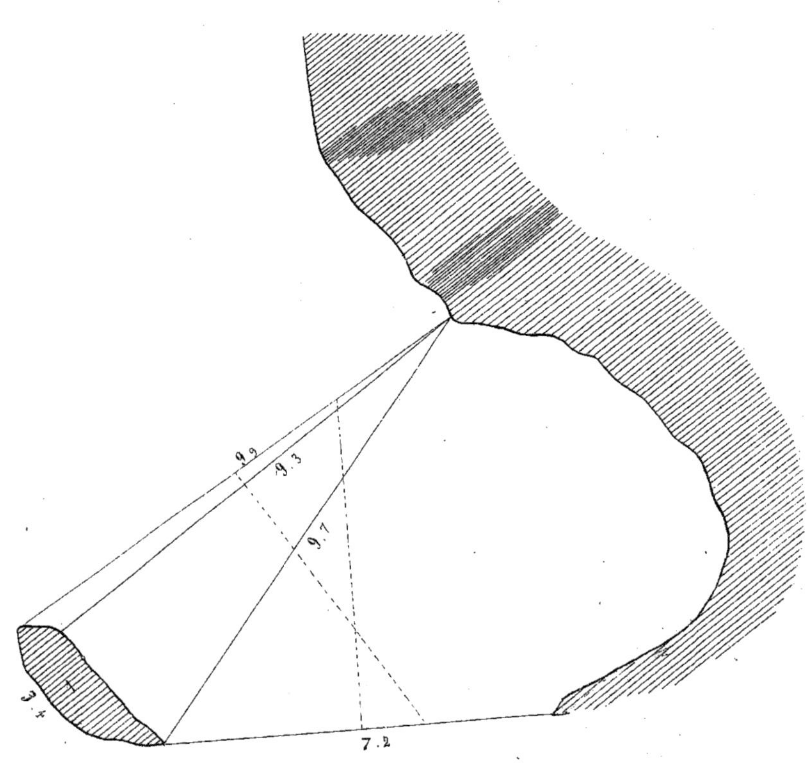

Diamètre Sacro Sus Pubien 9.9
 " Sacro Sous Pubien 9.7 } Différence 0.4
 " Minimum 9.3

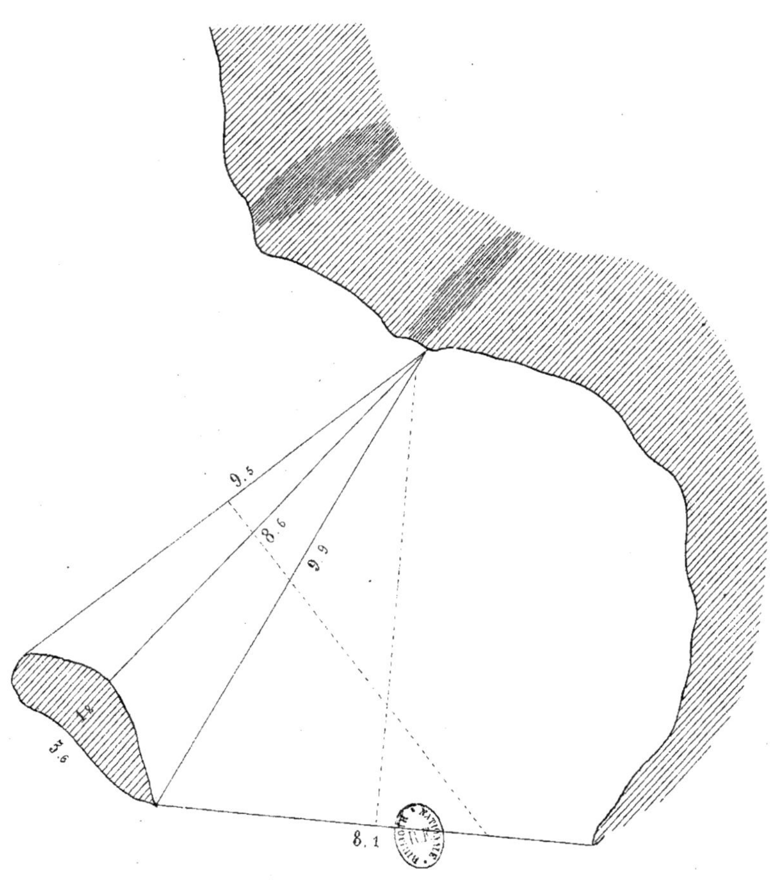

Diamètre   Sacro Sus Pubien   9.5
    "   Sacro Sous Pubien 9.9 } Différence 1.3
    "   Minimum   8.6

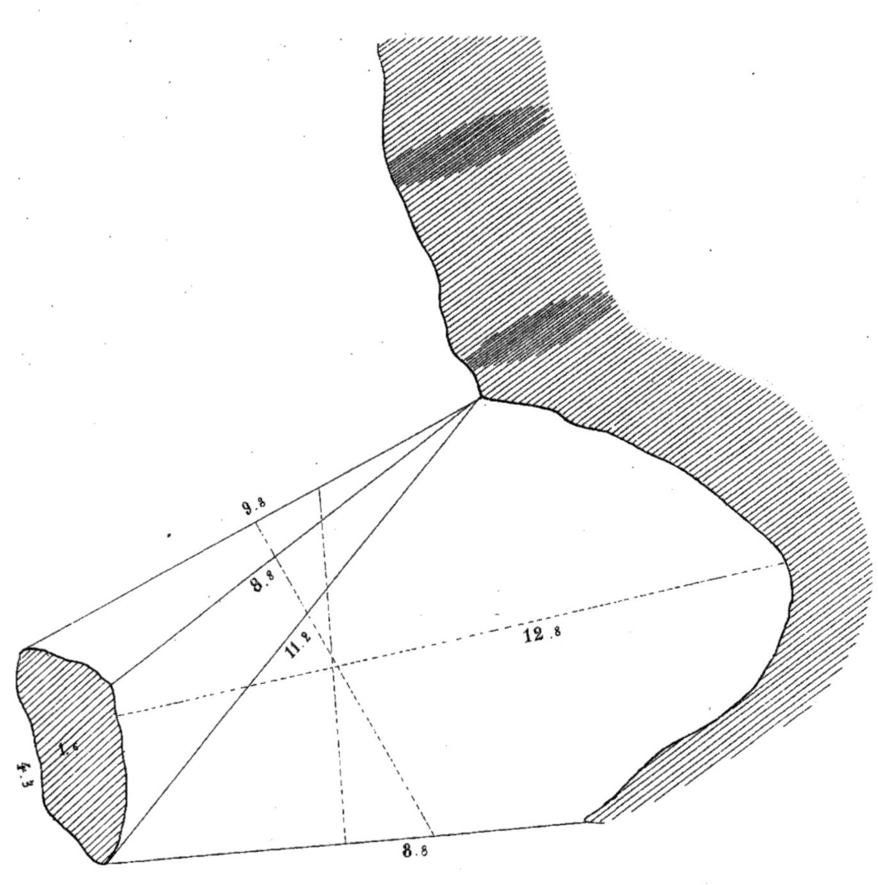

Diamètre   Sacro Sus Pubien   9.8
   "   Sacro Sous Pubien 11.2 } Différence 2.4
   "   Minimum   8.8

BASSINS RACHITIQUES

avec abaissement du promontoire.Bascule du sacrum
en arrière et rectitude ou convexité de la face antérieure
de cet os.

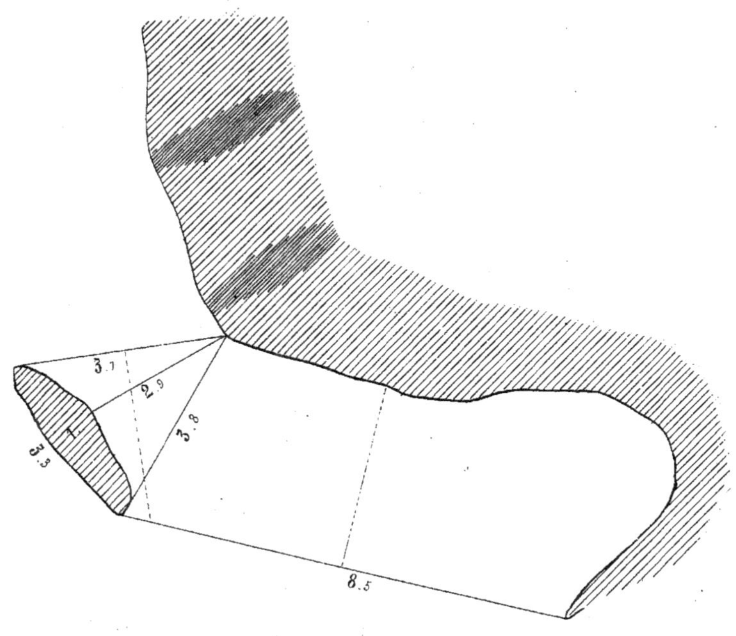

Diamètre Sacro Sus Pubien   3.7
  .   Sacro Sous Pubien   3.8 } Différence 0.9
  "   Minimum   2.9

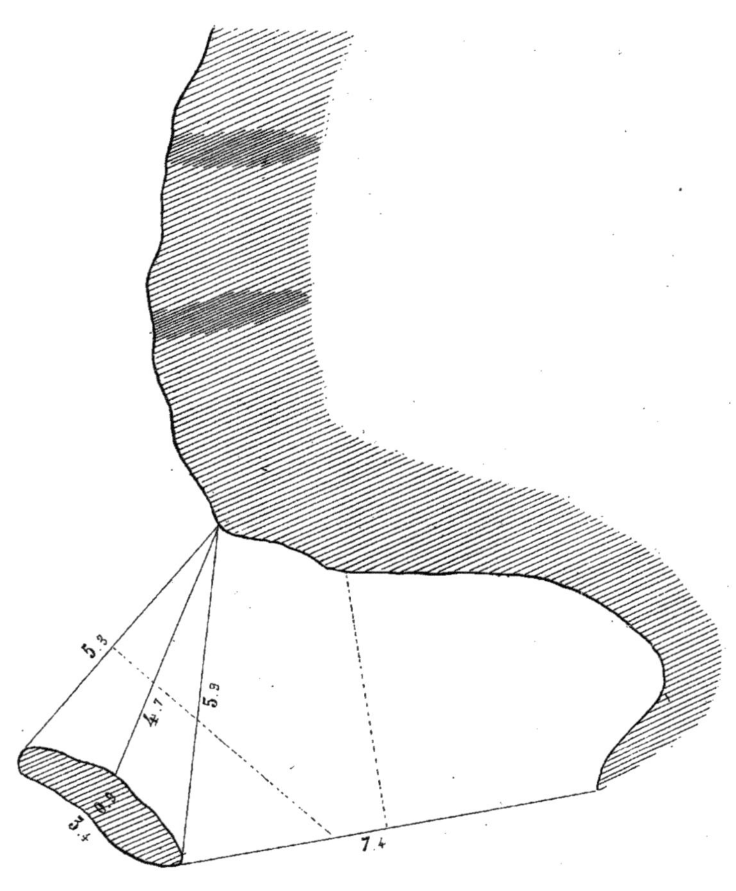

Diamètre   Sacro Sus Pubien   5.3
   »   Sacro Sous Pubien 5.9   } Différence 1.2
   »   Minimum   4.7

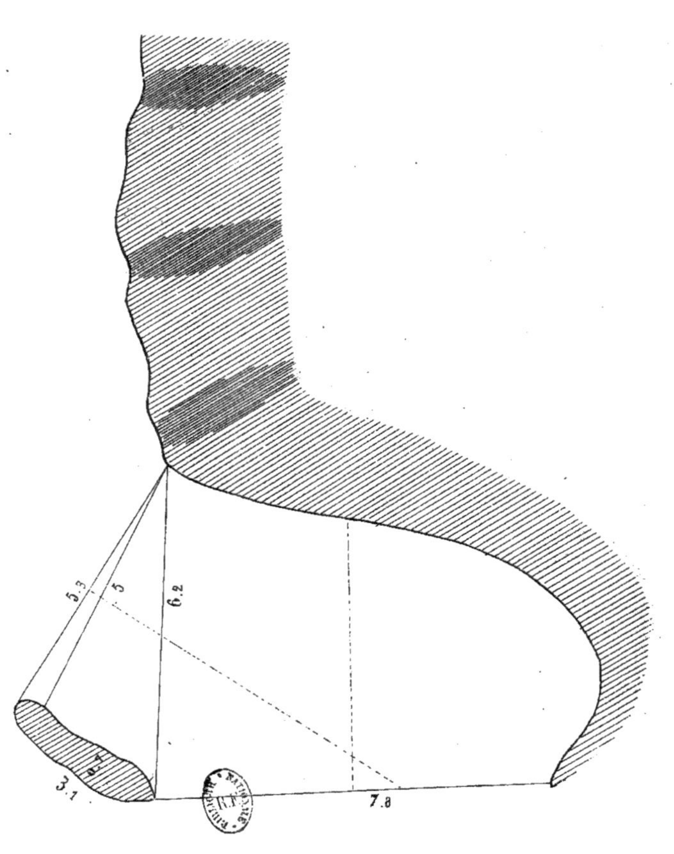

Diamètre   Sacro Sus Pubien   5.3 ⎫
        Sacro Sous Pubien   6.2 ⎬ Différence 1.2
        Minimum   5. ⎭

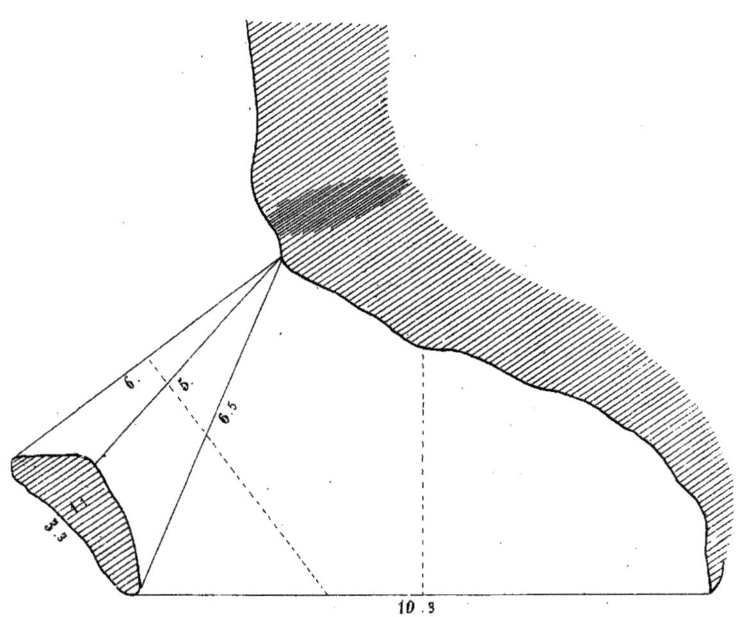

Diamètre. Sacro Sus Pubien   6.
        Sacro Sous Pubien   6.5 } Différence 1.5
        Minimum   5

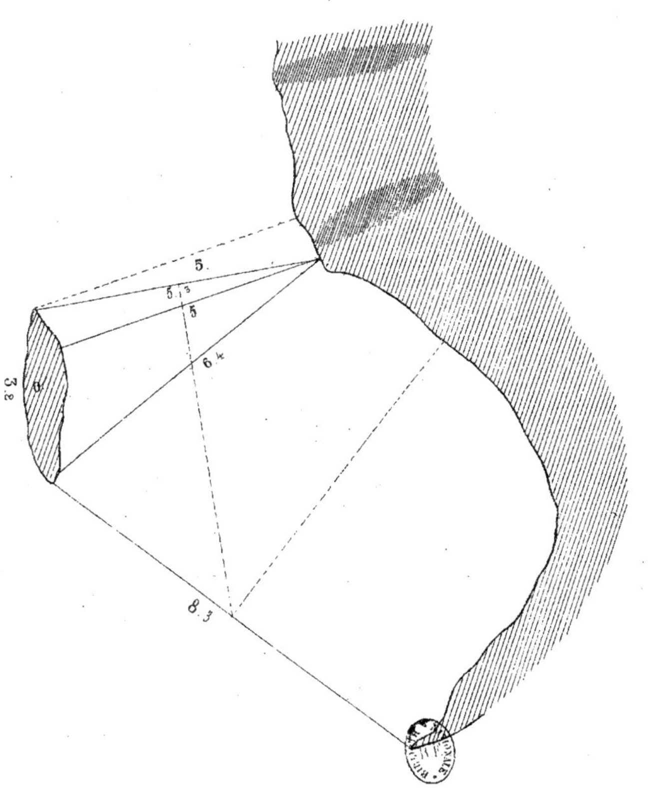

Diamètre Sacro Sus Pubien   5.3
   "   Sacro Sous Pubien 6.4 } Différence 1.4
   "   Minimum   5.

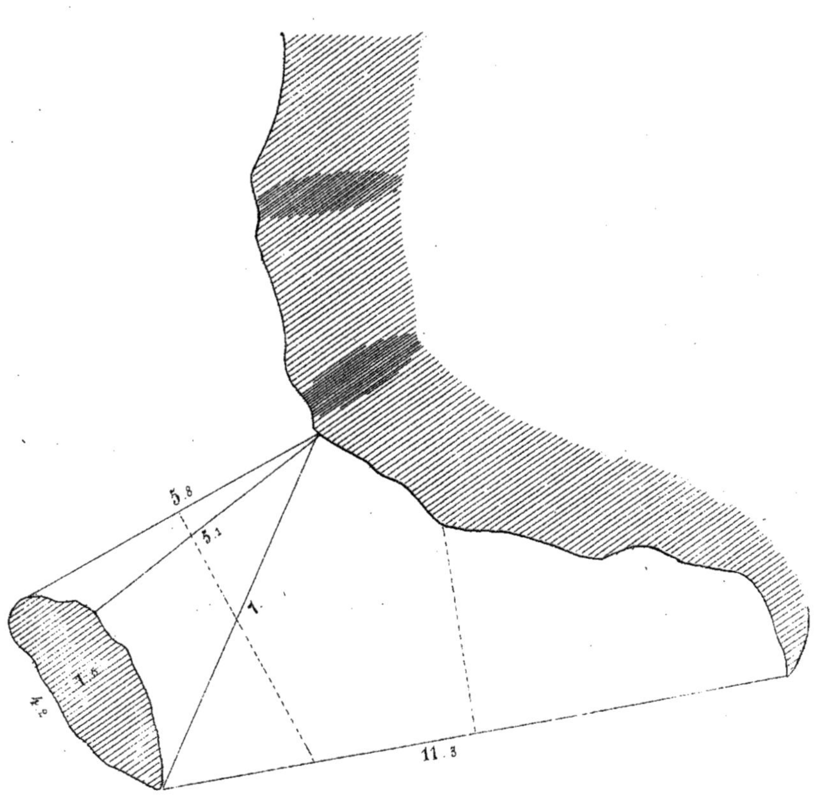

Diamètre   Sacro Sus Pubien   5.8 ⎫
   „   Sacro Sous Pubien 7. ⎬ Différence 1.9
   „   Minimum   5.1 ⎭

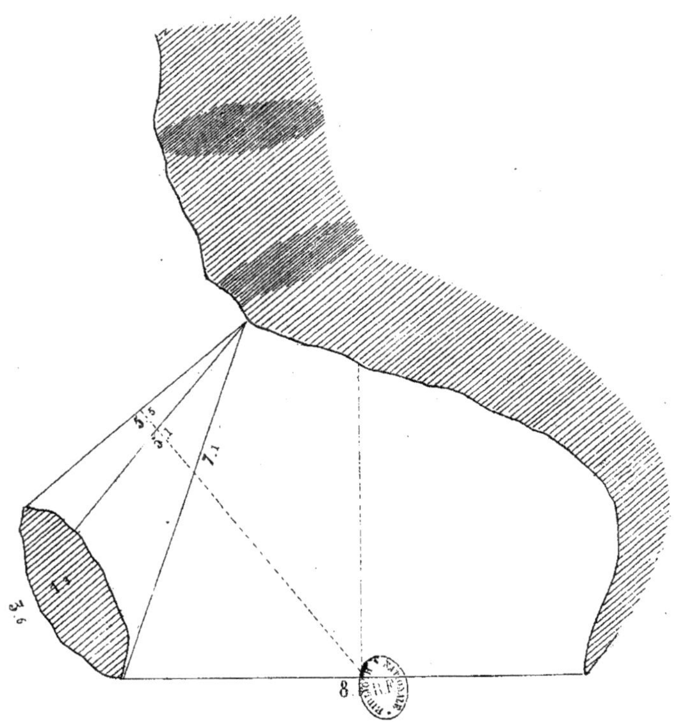

Diamètre Sacro Sus Pubien 5.5 ⎫
  "   Sacro Sous Pubien 7.   ⎬ Difference 2.
  "   Minimum   5.1 ⎭

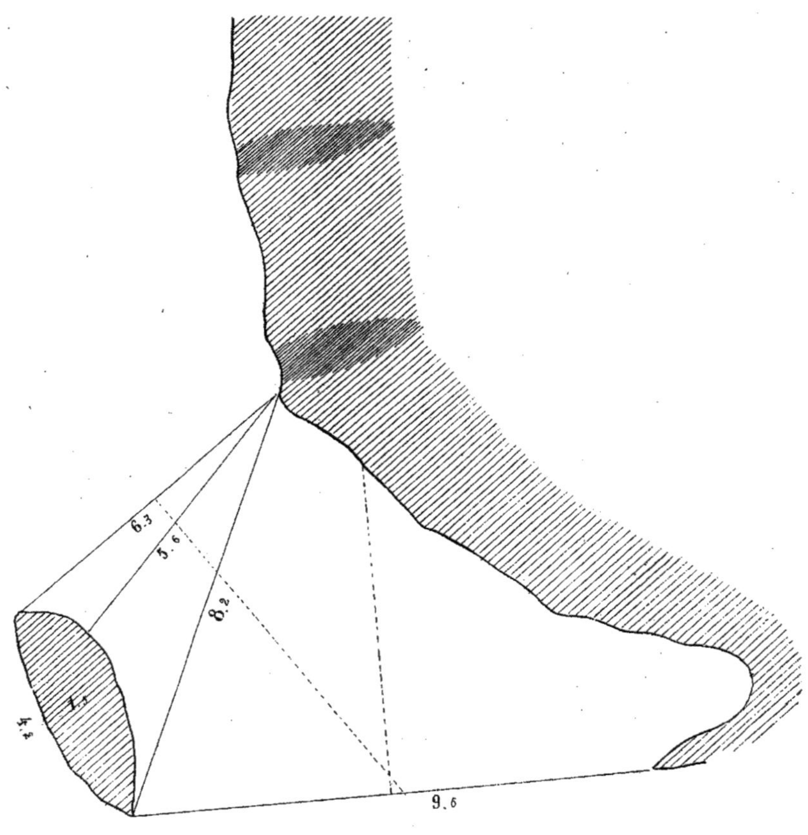

Diamètre   Sacro Sus Pubien   6.3
  "   Sacro Sous Pubien 8.2 } Différence 2.6
  "   Minimum   5.6

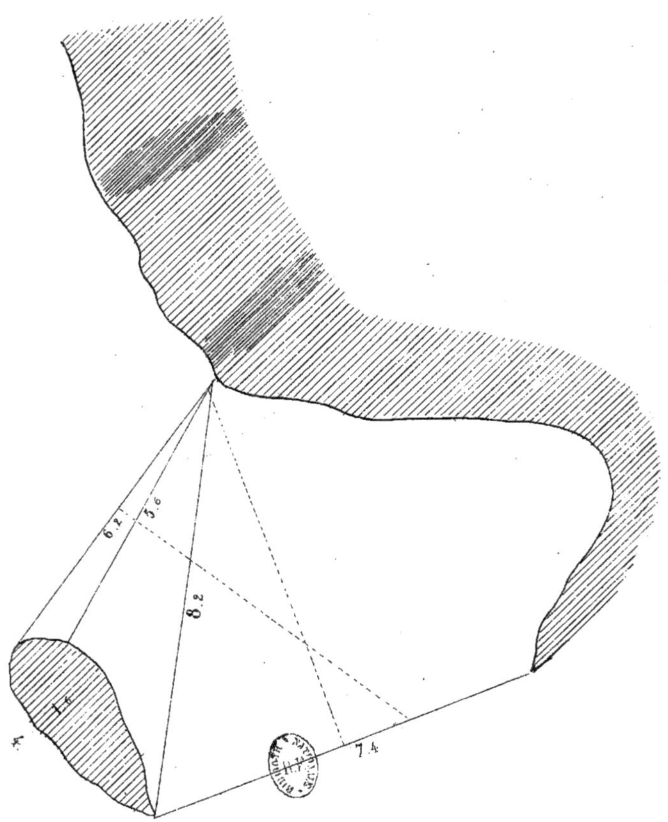

Diamètre Sacro Sus Pubien   6.2 ⎱
   "   Sacro Sous Pubien   8.2 ⎰ Différence 2.6
         Minimum.   5.6

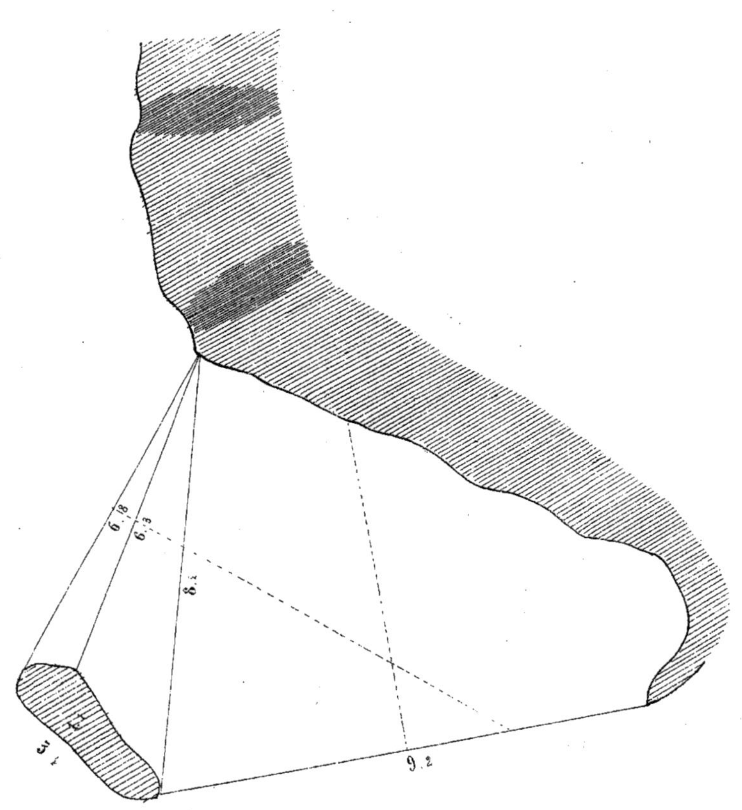

Diamètre Sacro Sus Pubien   6.8)
"   Sacro Sous Pubien   8.2 } Différence 1.3
"   Minimum   6.3)

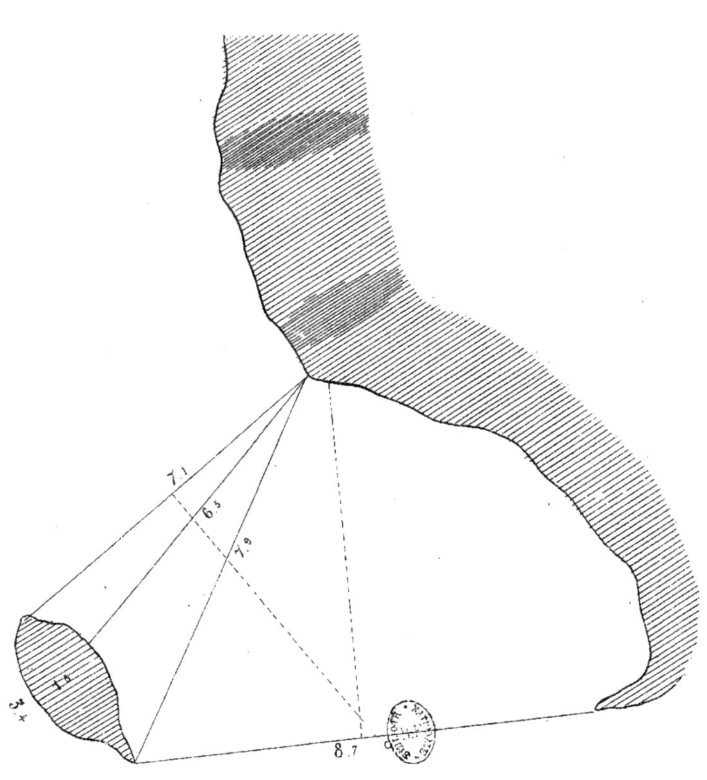

Diamètre Sacro Sus Pubien   7.1 |
          Sacro Sous Pubien   7.9 ⎬ Différence 1.4
          Minimum   6.5 |

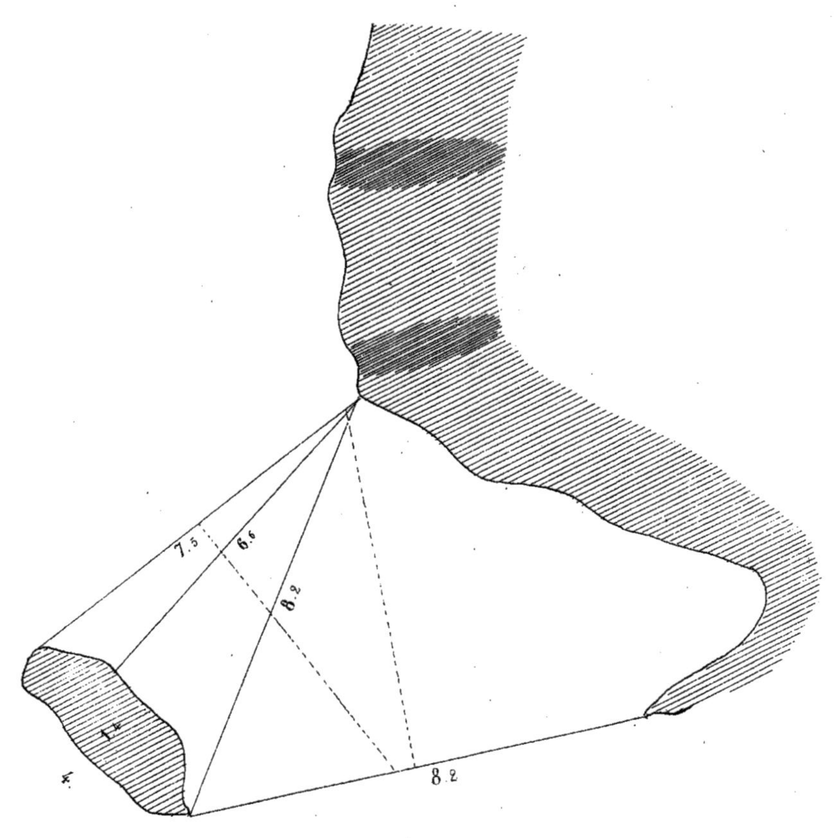

Diamètre Sacro Sus Pubien   7.5 ⎫
         Sacro Sous Pubien 8.2 ⎬ Diamètre 1 6
    „   Minimum.   6.6 ⎭

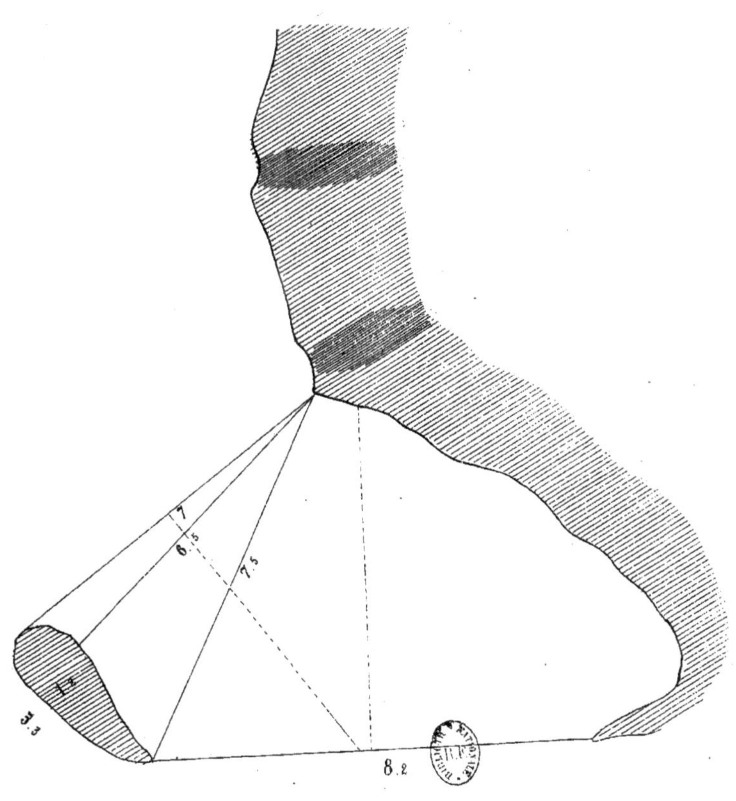

Diamètre Sacro Sus Pubien   7
   "   Sacro Sous Pubien   7.5 } Différence 1.
   "   Minimum   6.5

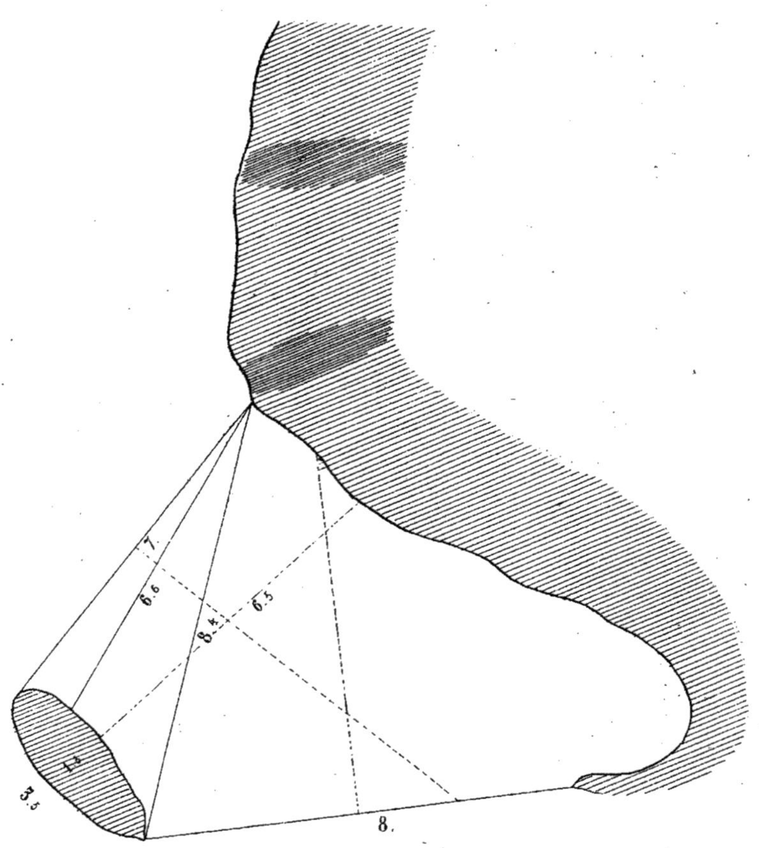

Diamètre Sacro Sus Pubien   7.
      »   Sacru Sous Pubien 8.4   } Différence 1.8
      »   Minimum.   6.6

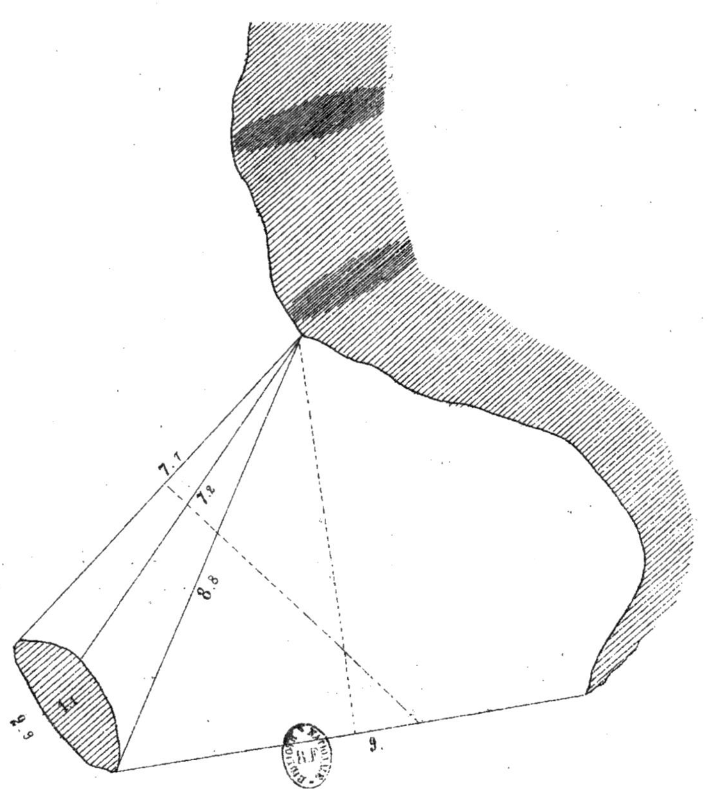

Diamètre Sacro Sus Pubien   7.7 �
          Sacro Sous Pubien   8.8 ⎬ Différence 1.5
          Minimum.   7.2 ⎭

Imp. Frémondourg, Paris

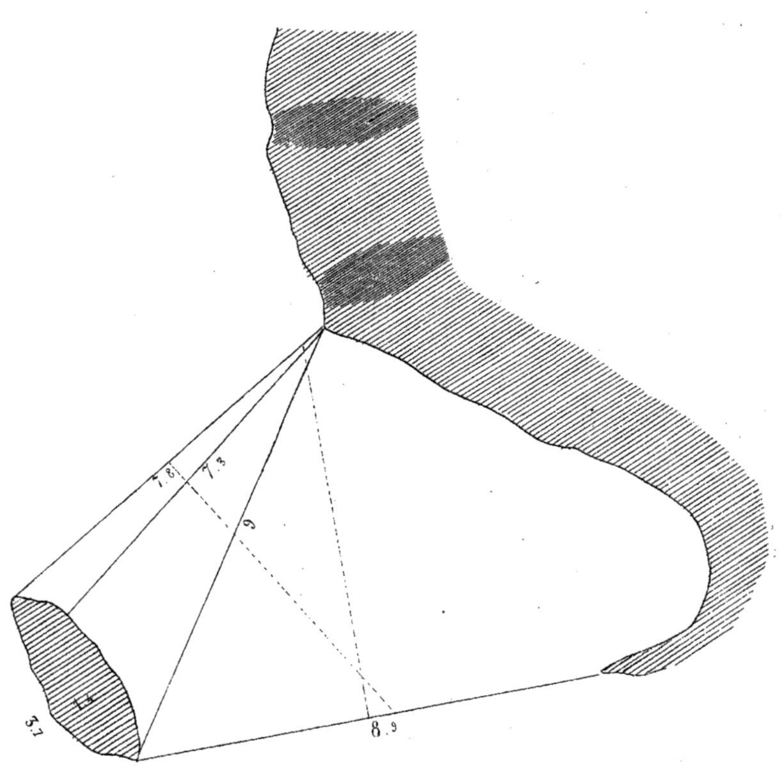

Diamètre Sacro Sus Pubien   7.8.
    "   Sacro Sous Pubien   9..   } Différence 1.7
    "   Minimum.   7.3

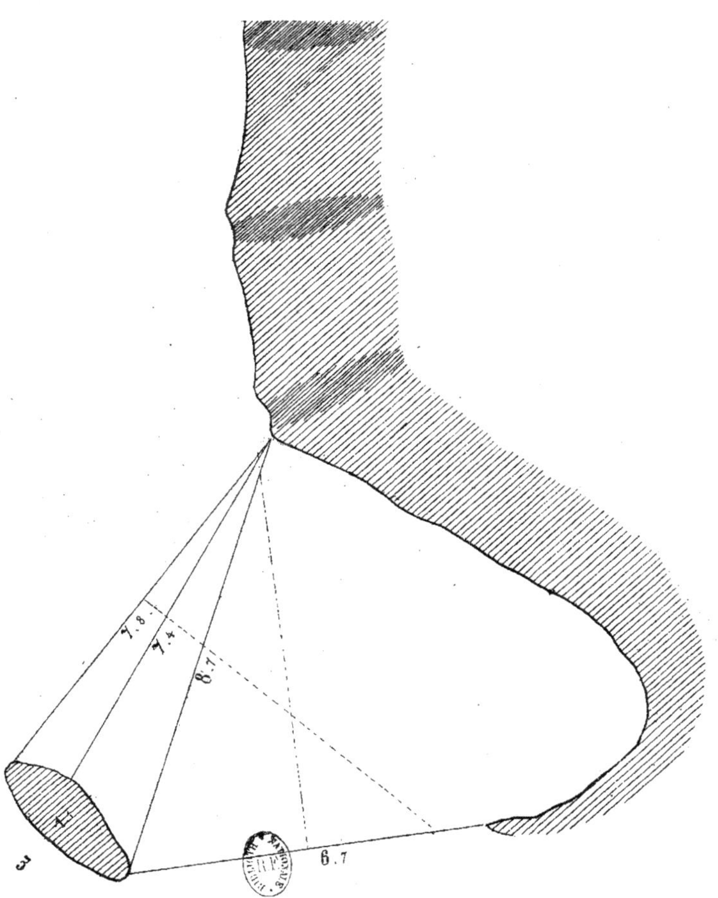

Diametre Sacro Sus Pubien 7.8
   "   Sacro Sous Pubien 8.7 } Différence 1.8
   "   Minimum   7.4

Imp: Hellin Bourg Paris

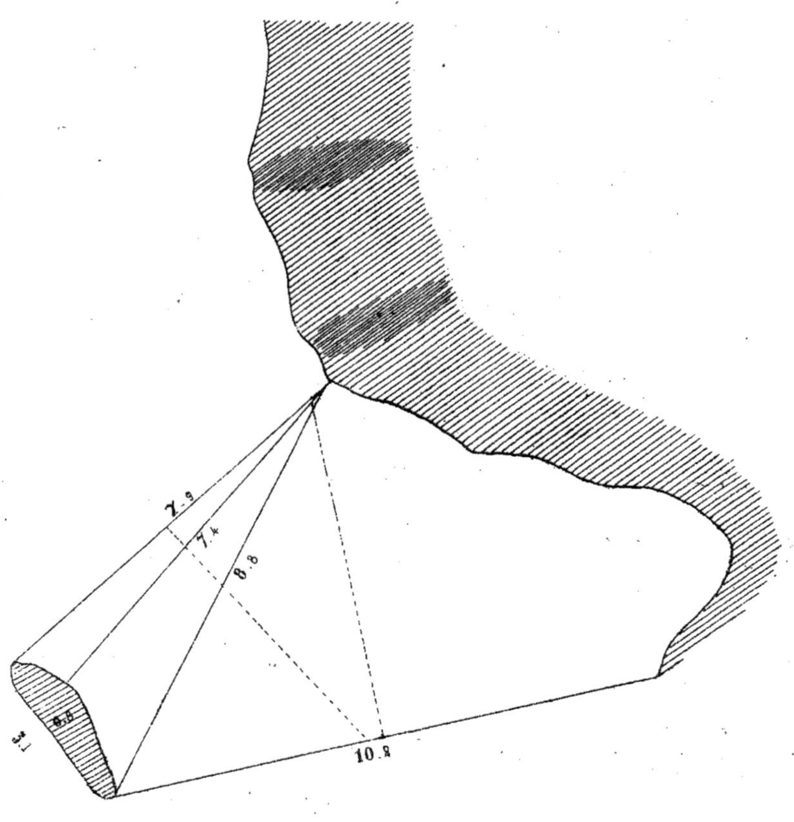

Diametre Sacro Sus Pubien   7.9
          Sacro Sous Pubien   8.8 } Différence 1.4
          Minimum   7.4

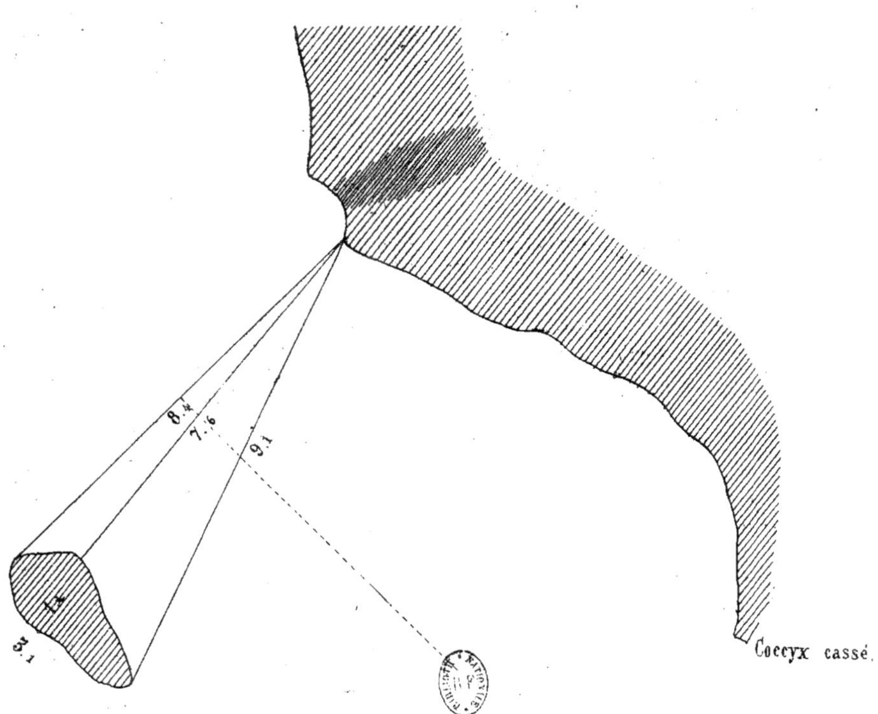

Diamètre Sacro Sus Pubien	8.4	
" Sacro Sous Pubien	9.1	Différence 1.5
" Minimum	7.6	

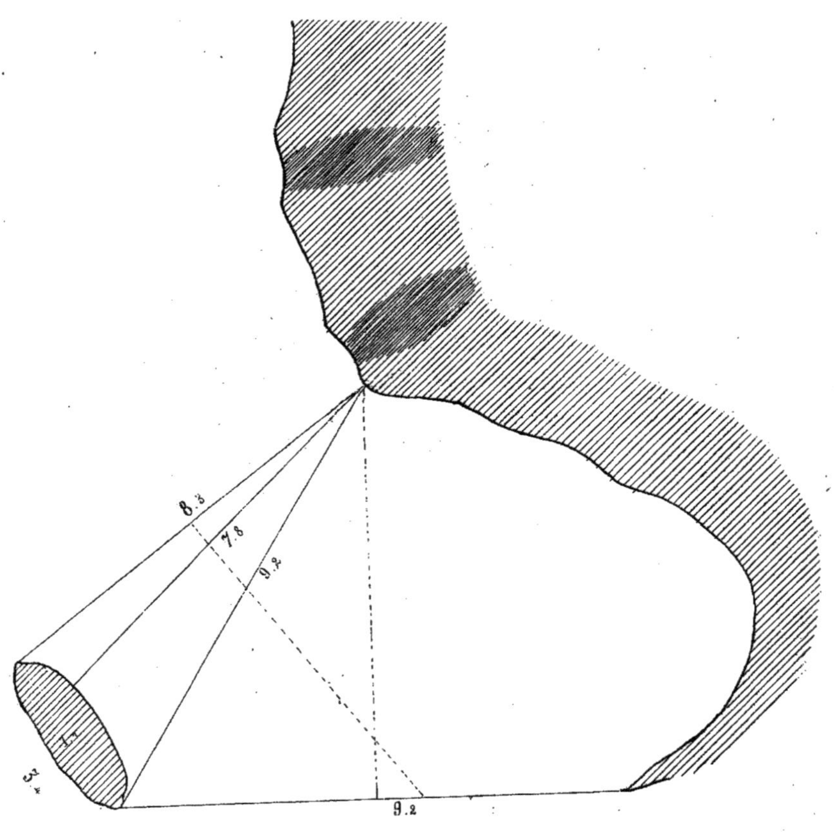

Diamètre Sacro Sus Pubien   8 .3 ⎫
   "   Sacro Sous Pubien   9 .2 ⎬ Différence 1.4
   "   Minimum   7 .8 ⎭

Imp. Valimbourg Paris

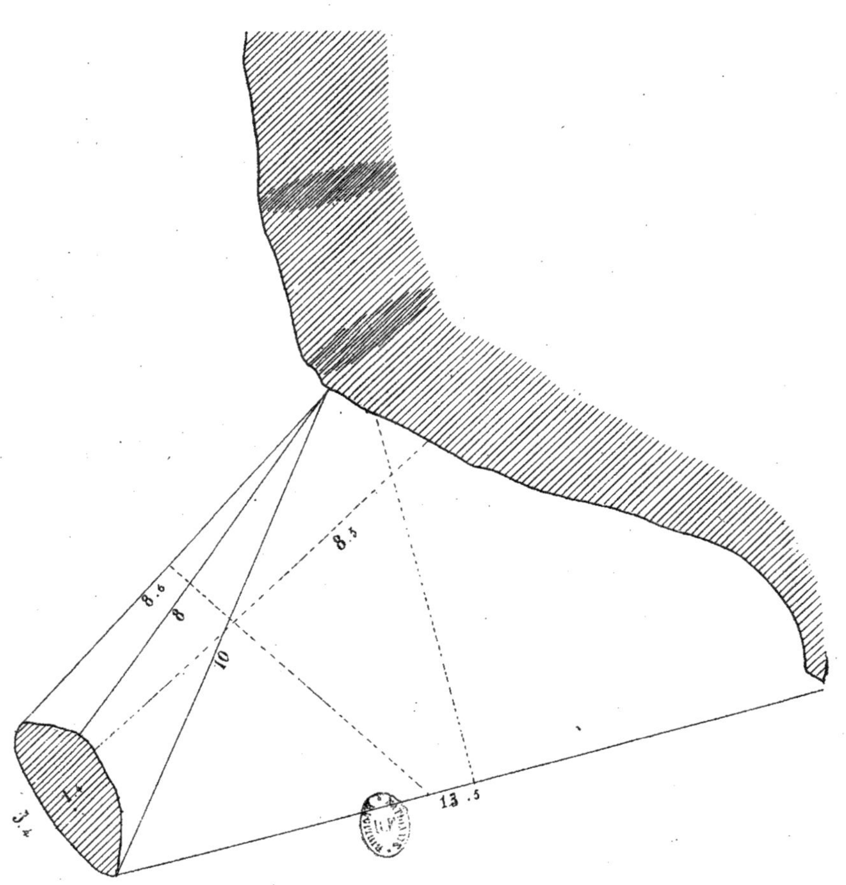

Diamètre Sacro Sus Pubien   8.6 ⎫
   „   Sous Sous Pubien   10 ⎬ Différence 2
   „   Minimum   8 ⎭

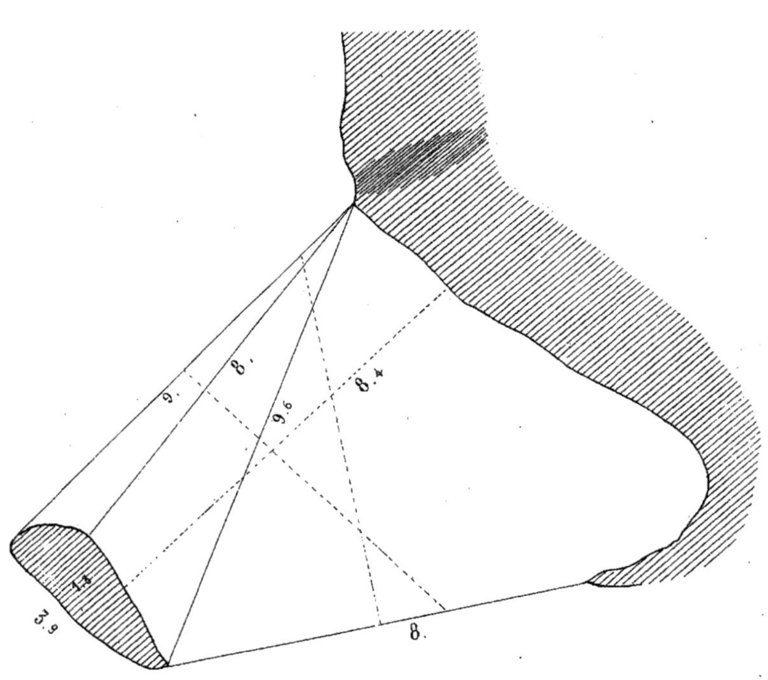

Diamètre Sacro Sus Pubien   9.   ⎫
   "   Sacro Sous Pubien 9.6 ⎬ Différence 1.6
   "   Minimum   8.   ⎭

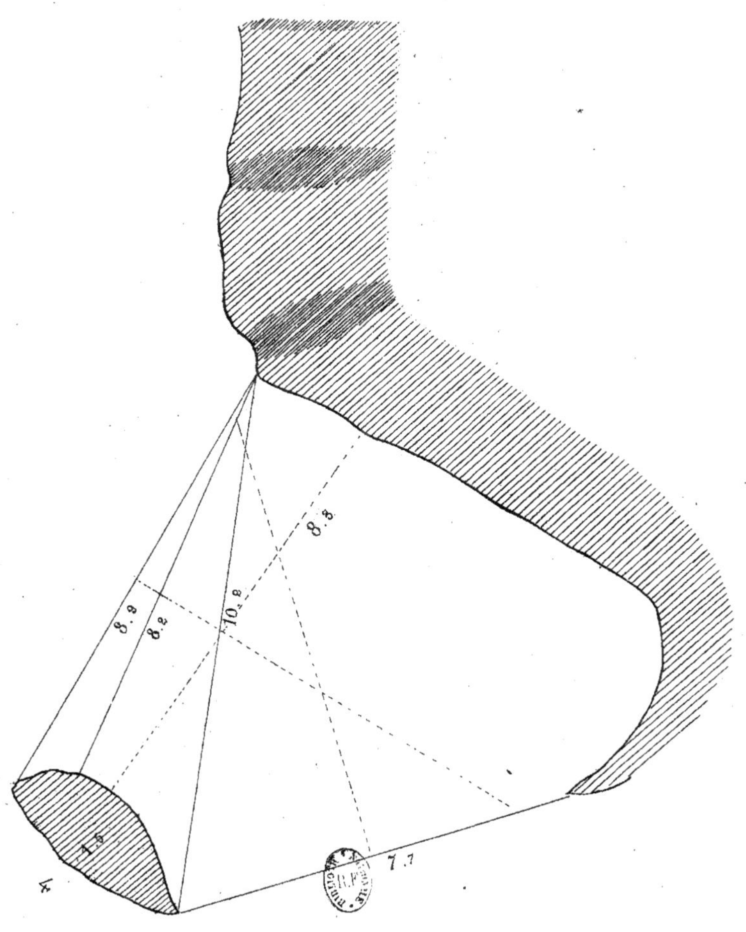

Diamètre Sacro Sus Pubien   8.9
   "   Sacro Sous Pubien .   10.2   } Différence 2.
   "   Minimum   8.2

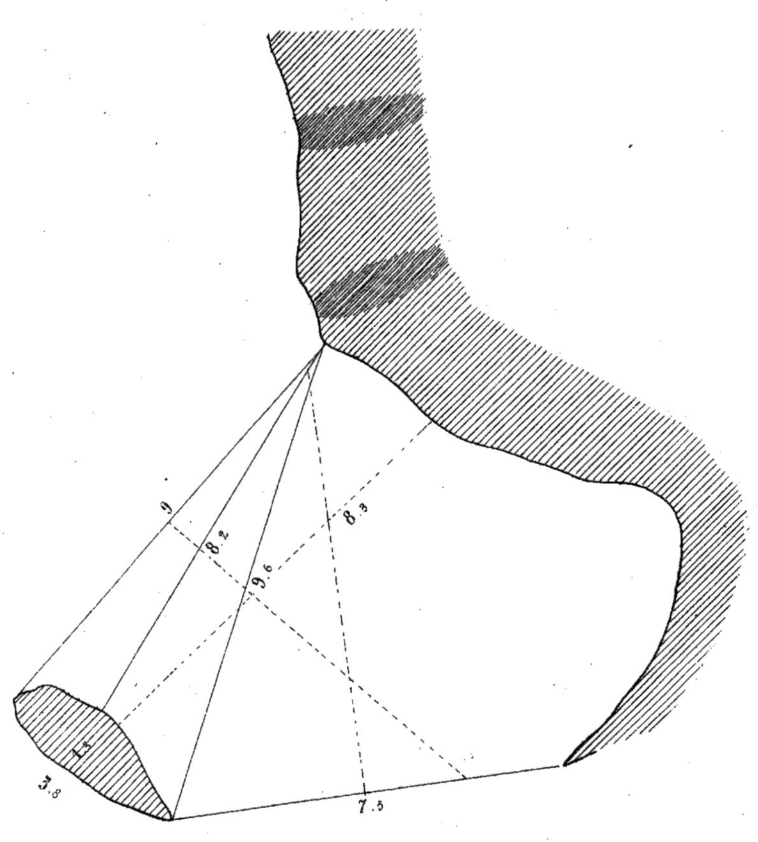

Diamètre Sacro Sus Pubien   9 .
          Sacro Sous Pubien   9 . 6 } Diffèrence 1.4
          Minimum.   8 . 2

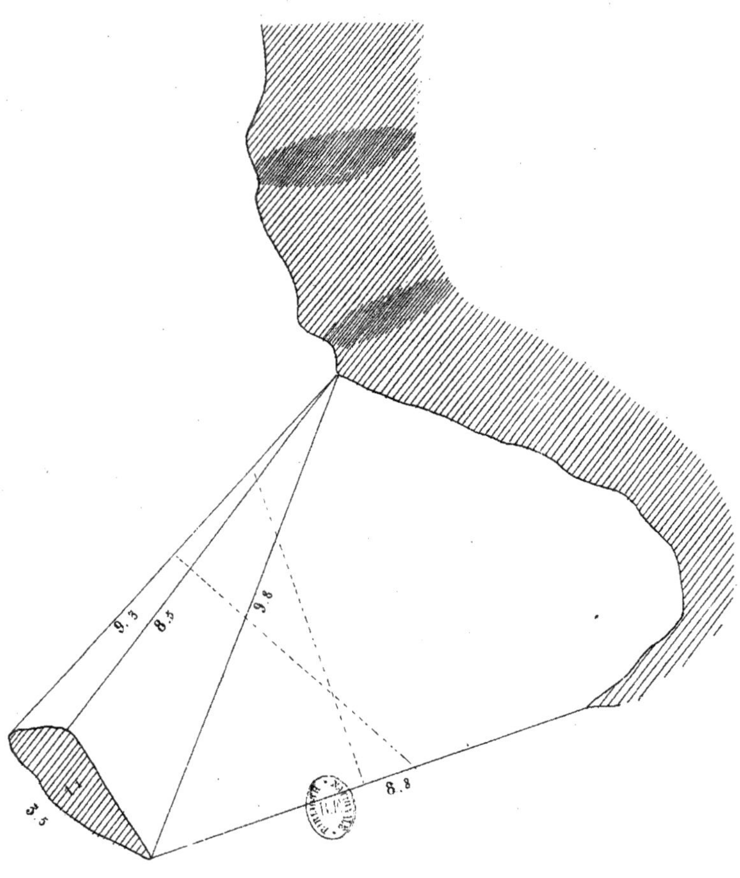

Diamètre	Sacro Sus Pubien	9.3	
	Sacro Sous Pubien	9.8	Différence 1.3
	Minimum	8.5	

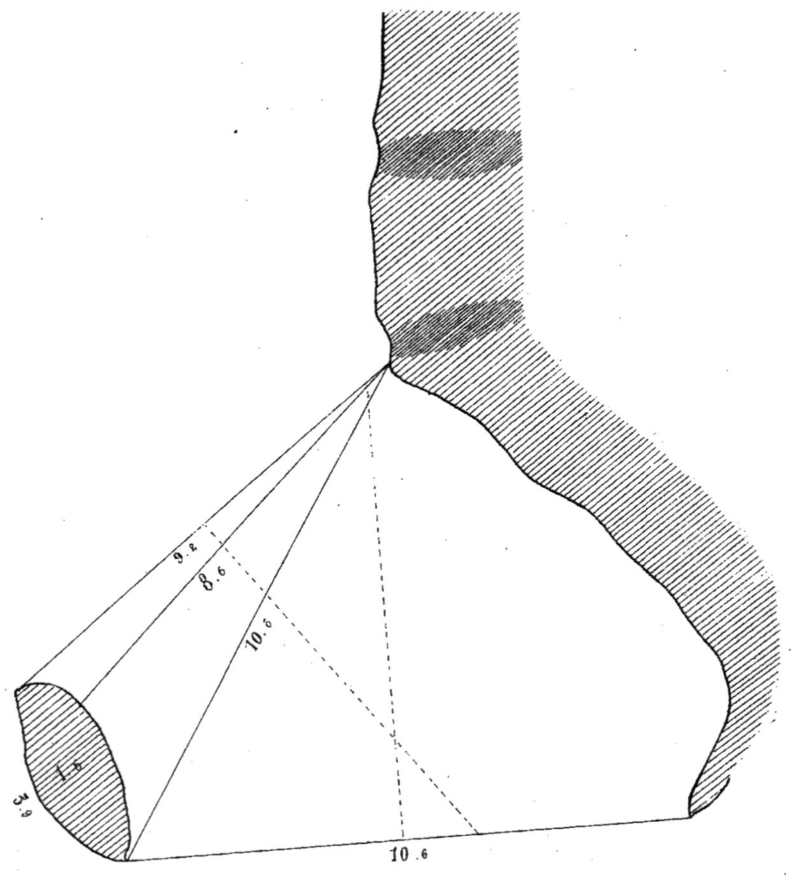

Diâmètre   Sacro Sus Pubien   9.2 ⎱
   "   Sacro Sous Pubien   10.6 ⎰ Différence 2
   "   Minimum   8.6 ⎰

Imp: Habmbourg Paris

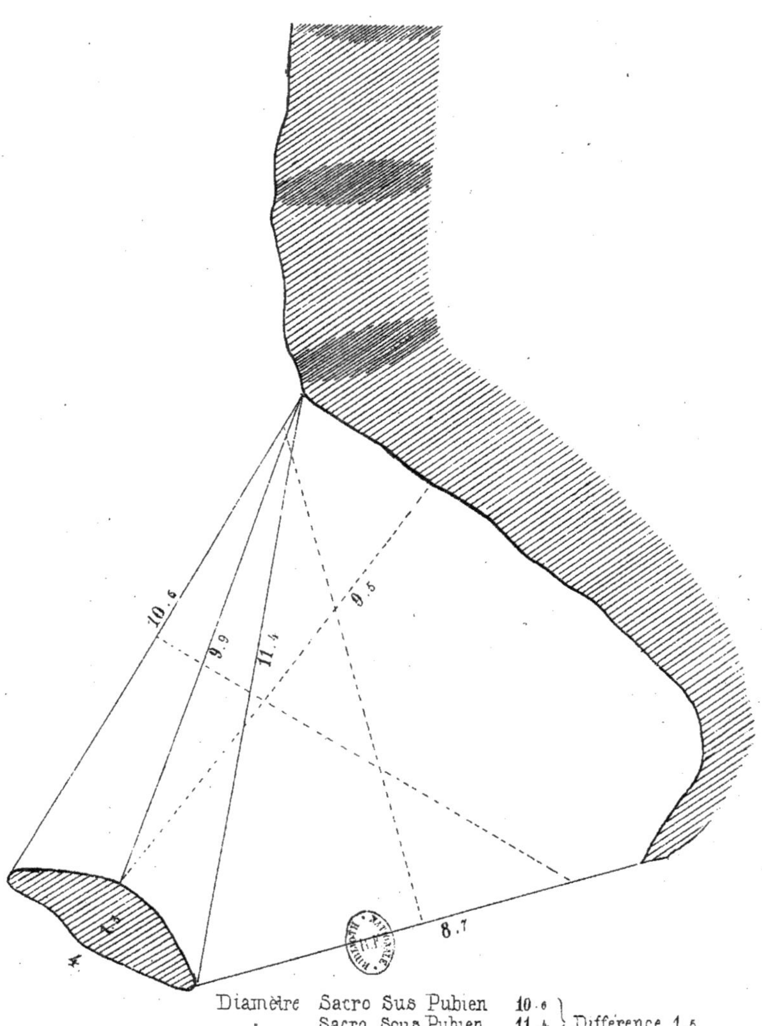

Diamètre   Sacro Sus Pubien   10.6 ⎫
   »   Sacro Sous Pubien   11.4 ⎬ Différence 1.5
   »   Minimum   9.9 ⎭

BASSINS RACHITIQUES

peu altérés dans leur forme et Bassins dits viciés avec
perfection des formes ou régulièrement trop petits, etc . . . .

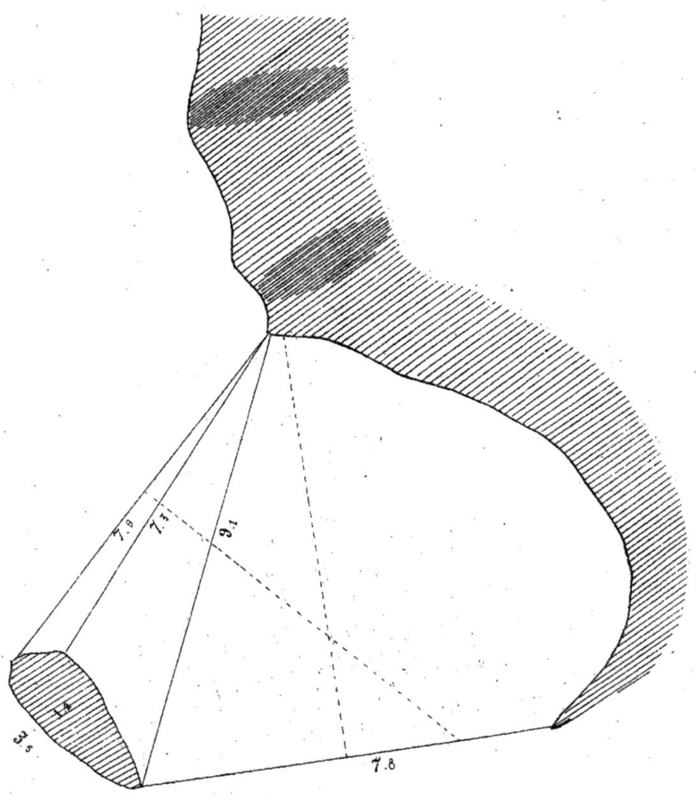

Diamètre Sacro Sus Pubien 7.9 ⎫
 » Sacro Sous Pubien 9.1 ⎬ Différence 1.8
 « Minimum 7.3 ⎭

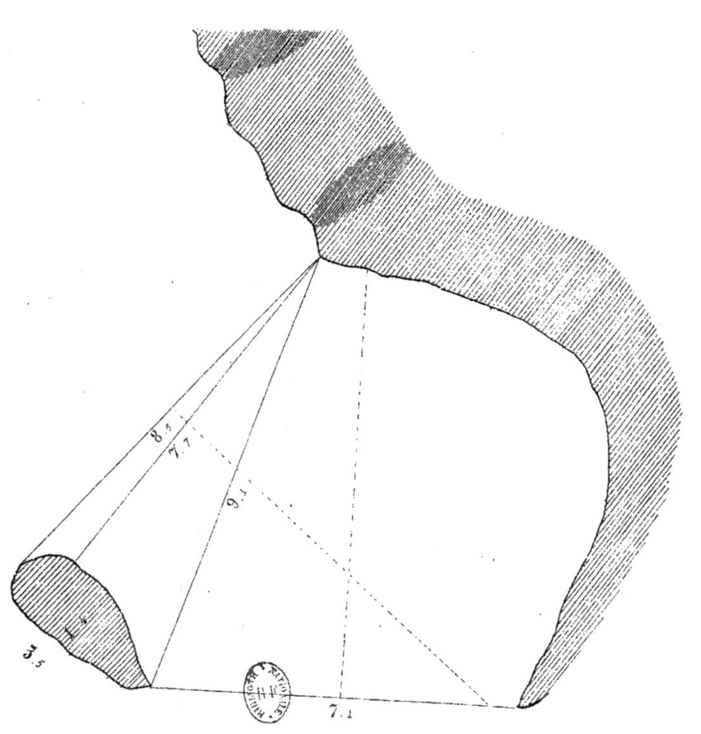

Diamètre Sacro Sus Pubien   8.5
   "   Sacro Sous Pubien 9.1 } Différence 1.4
   "   Minimum   7.7

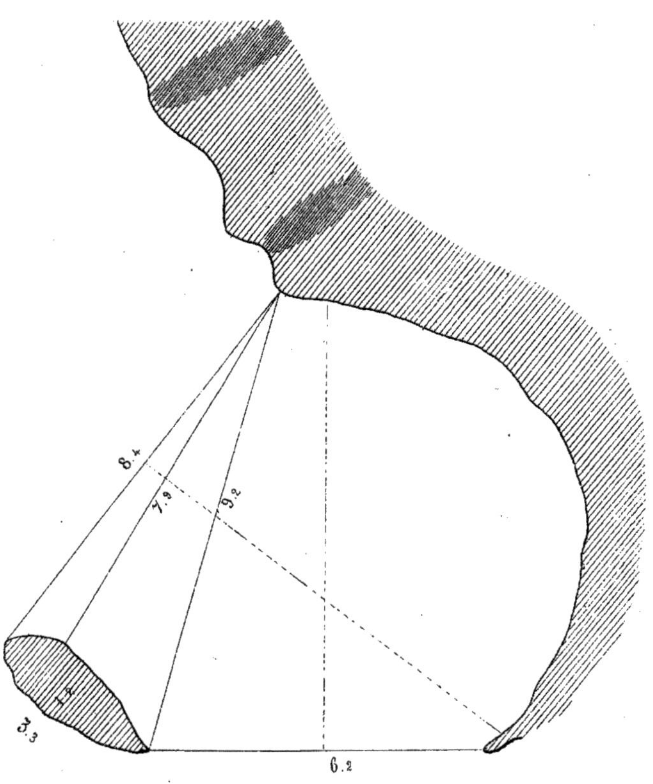

Diamètre Sacro Sus Pubien   8.4
   "   Sacro Sous Pubien   9.2 } Différence 1.3
   "   Minimum   7.9)

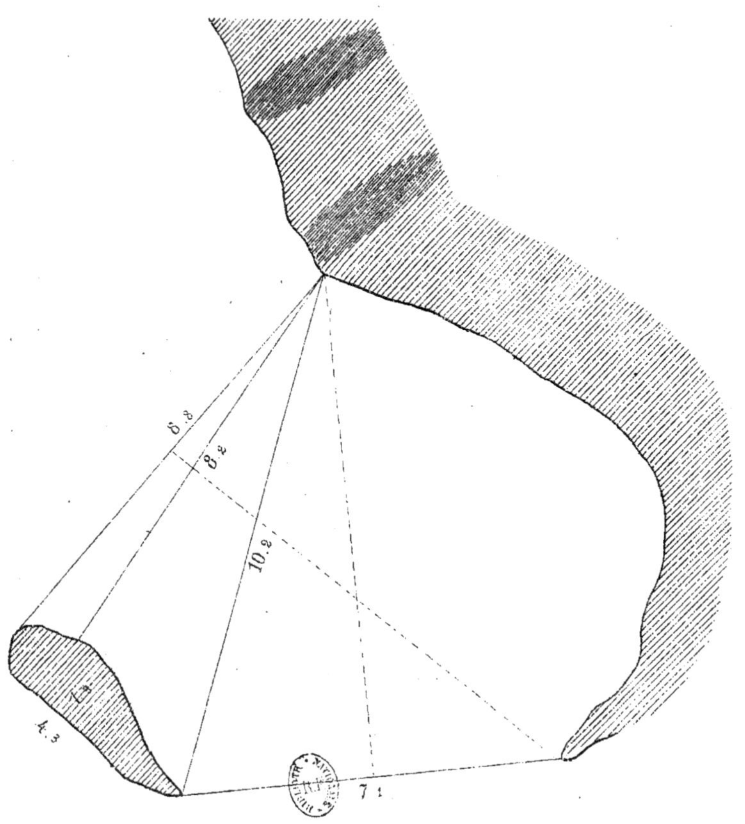

Diamètre Sacro Sus Pubien   8.8
"   Sacro Sous Pubien 10.2 } Différence 2
          Minimum   8.2

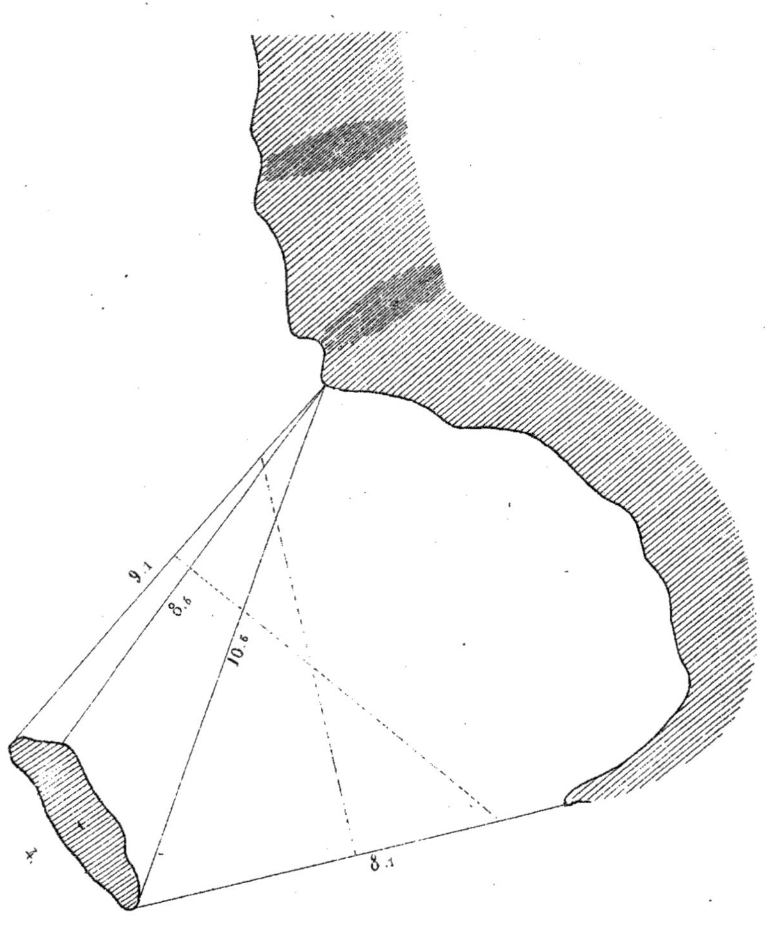

Diamètre Sacro Sus Pubien   9.1 ⎫
  "   Sacro Sous Pubien 10.6 ⎬ Différence 2
  " •   Minimum   8.6 ⎭

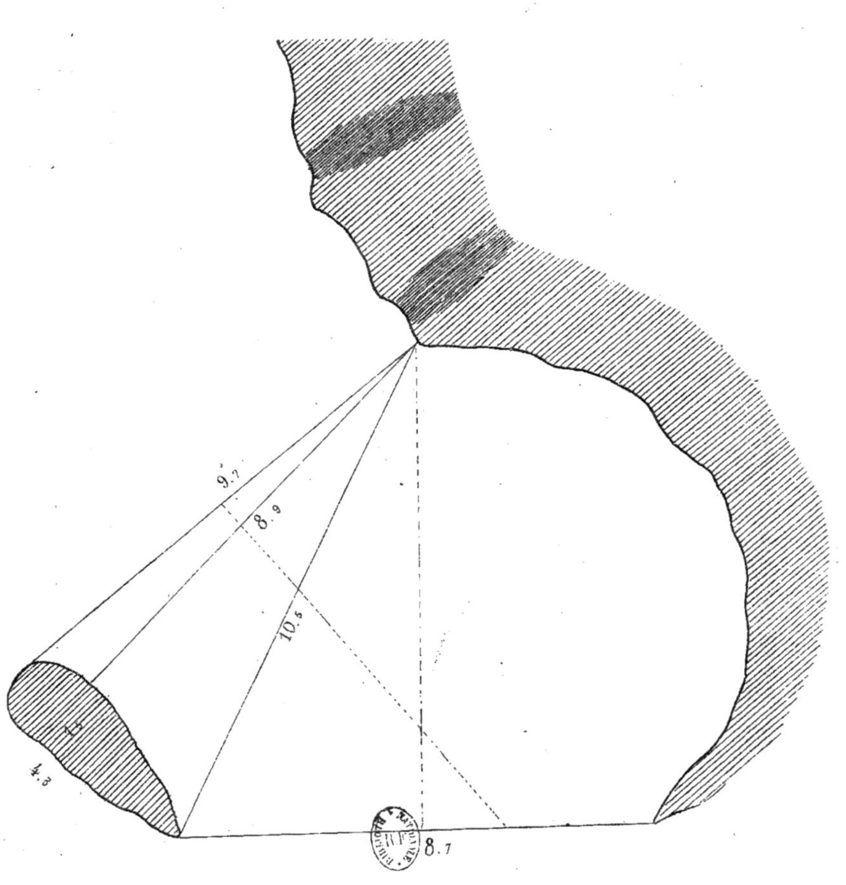

Diamètre   Sacro Sus Pubien   9.7
           Sacro Sous Pubien   10.6 } Différence 1.6
           Minimum   8.9 }

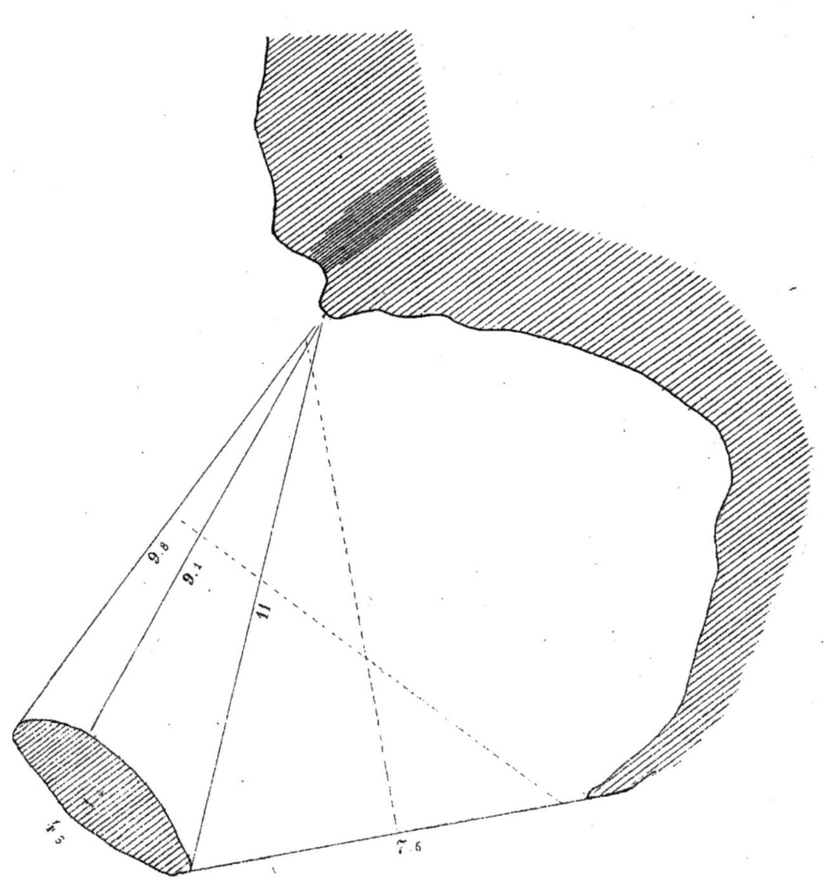

Diamètre Sacro Sus Pubien   9.8
   "   Sacro Sous Pubien   11.. } Différence 1.3
   "   Minimum   9.5

Imp. Rollenbourg. Paris

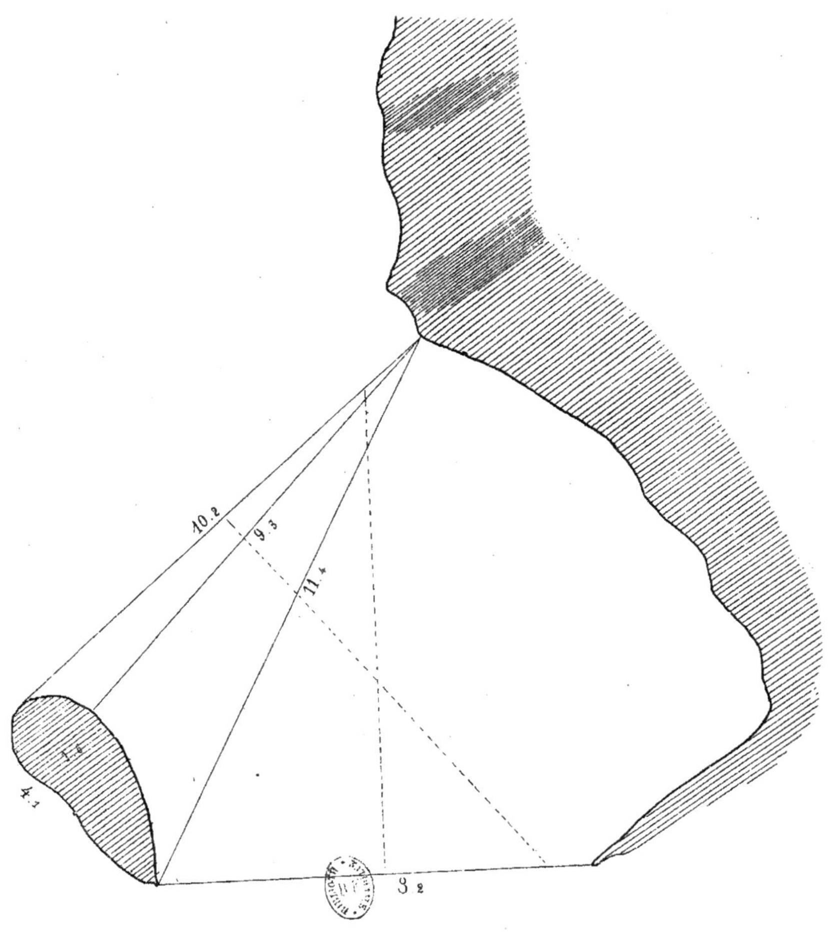

Diamètre Sacro Sus Pubien   10.2 ⎱
   "   Sacro Sous Pubien   11.4 ⎬ Différence 2.1
   "   Minimum   9.3 ⎰

Imp. J. Holmbourg, Paris

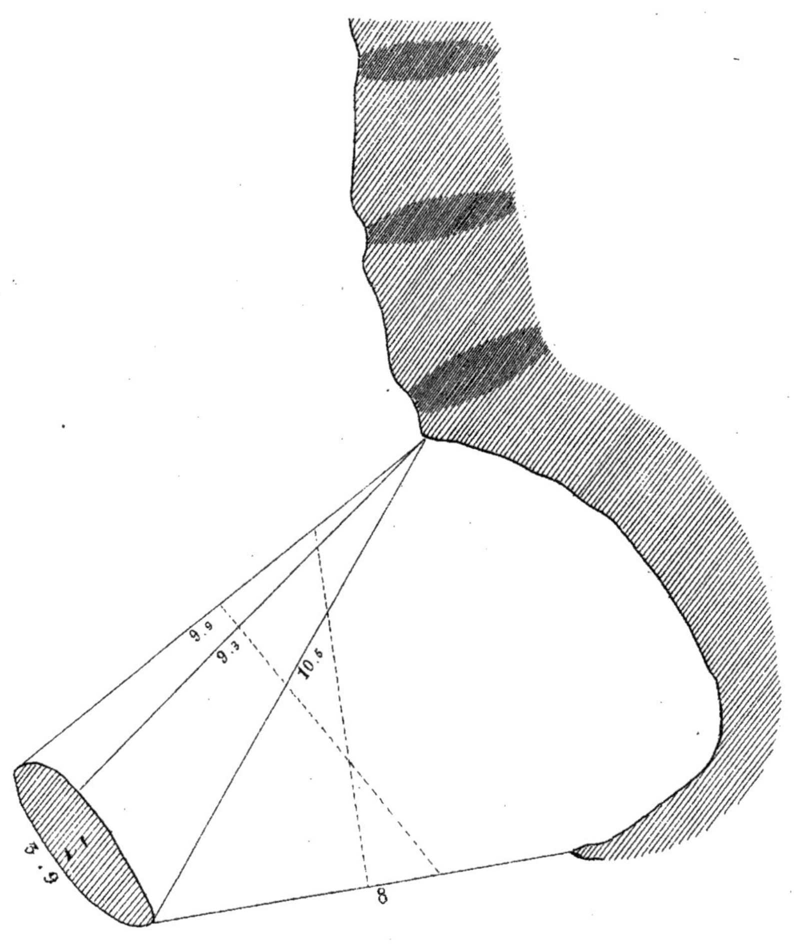

Diamètre Sacro Sus Pubien 9.9 ⎫
     Sacro Sous Pubien 10.5 ⎬ Différence 1.2
     Minimum   9.3 ⎭

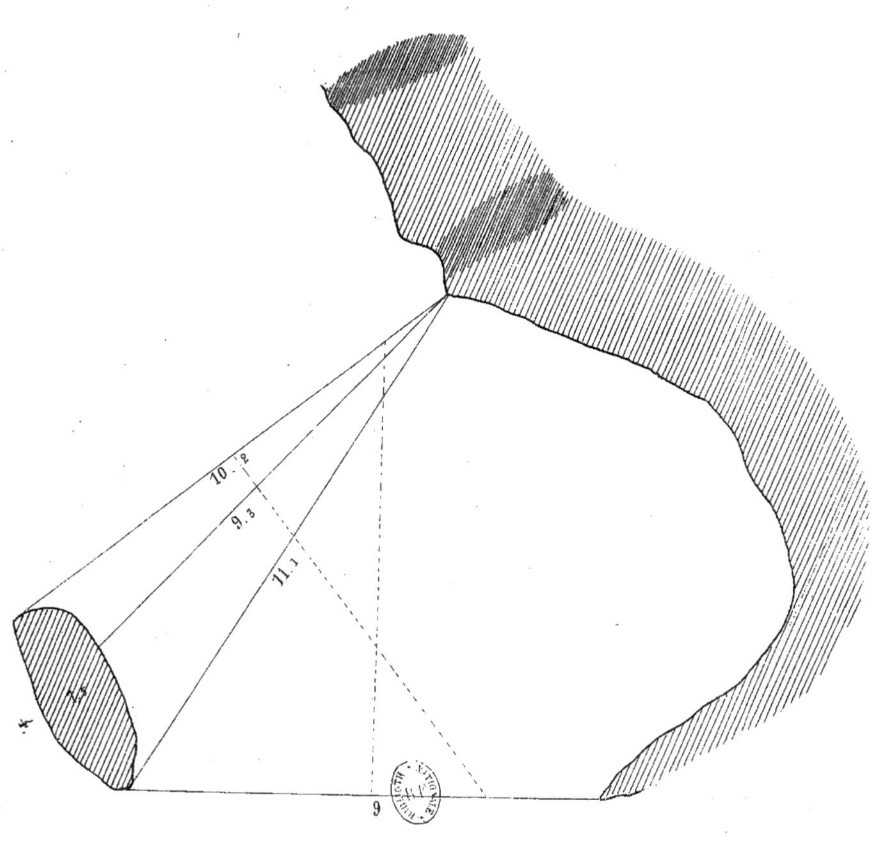

Diametre Sacro Sus Pubien   10.2 ⎫
    "   Sacro Sous Pubien   11.1 ⎬ Différence 1.8
    "   Minimum   9.3 ⎭

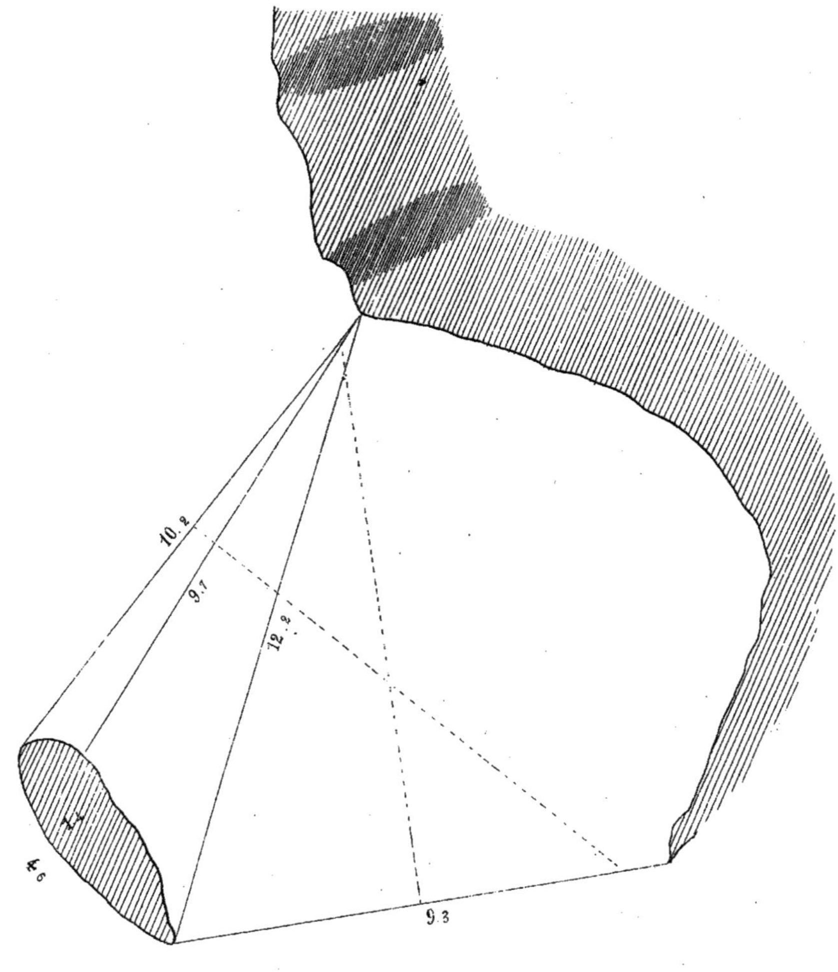

Diamètre Sacro Sus Pubien   10.2 ⎞
    »   Sacro Sous Pubien   12.2 ⎬ Différence 2.5
    »   Minimum   9.7 ⎠

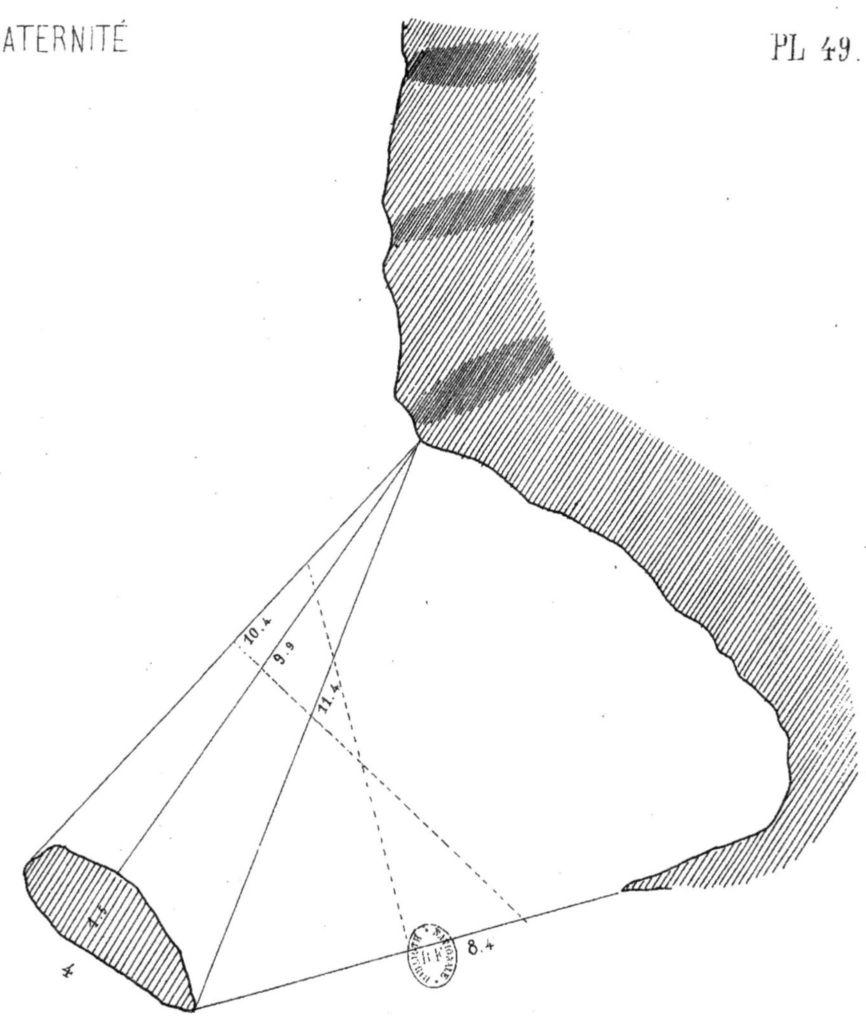

Diamètre Sacro Sus Pubien   10.4 ⎱
   ″   Sacro Sous Pubien 11.4 ⎰ Différence 1.5
   ″   Minimum   . 9.9 ⎰

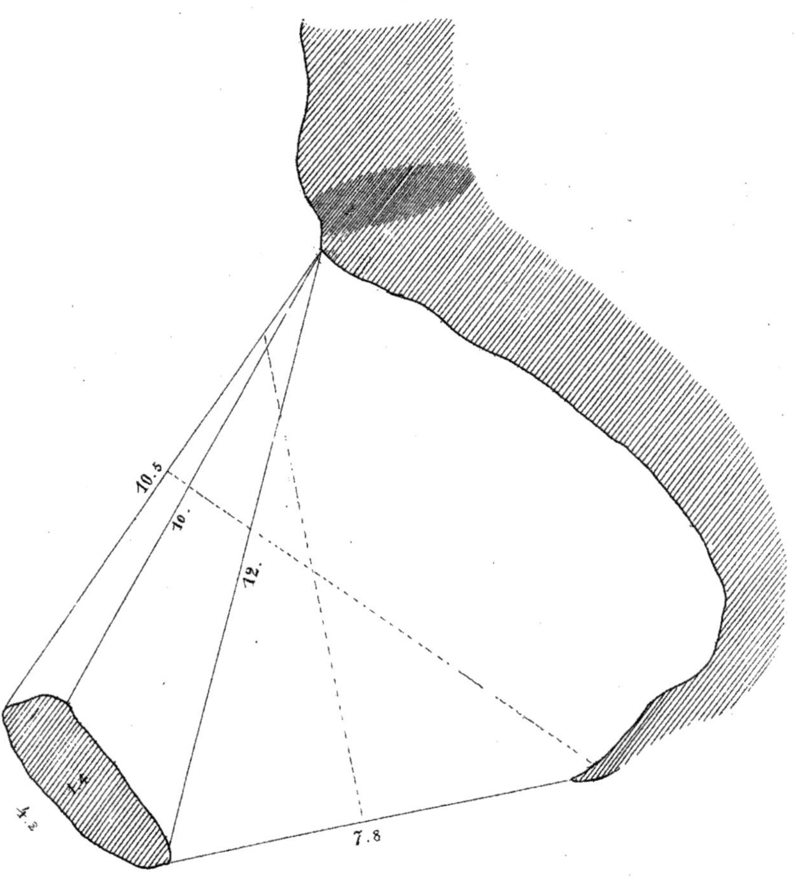

Diamètre Sacro Sus Pubien   10.5 ⎱
         Sacro Sous Pubien   12 ⎰ Différence 2
         Minimum   10 ⎱

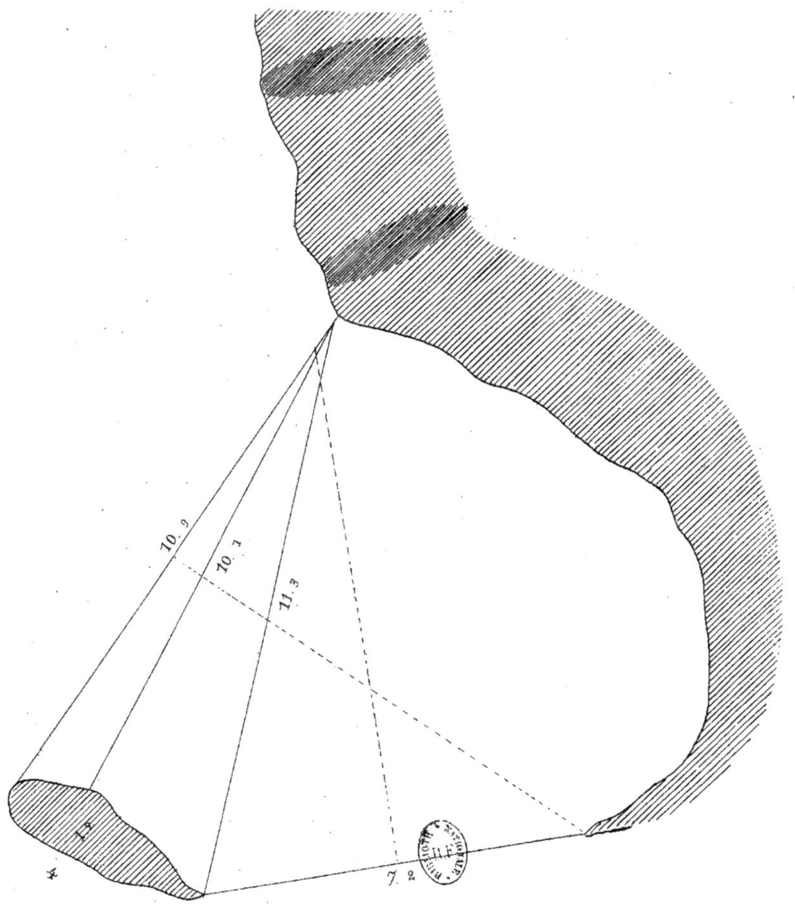

Diametre Sacro Sus Pubien   10.9 ⎫
    „   Sacro Sous Pubien   11.3 ⎬ Différence 1.2
    „   Minimum   10.1 ⎭

Imp. Kalimbourg Paris.

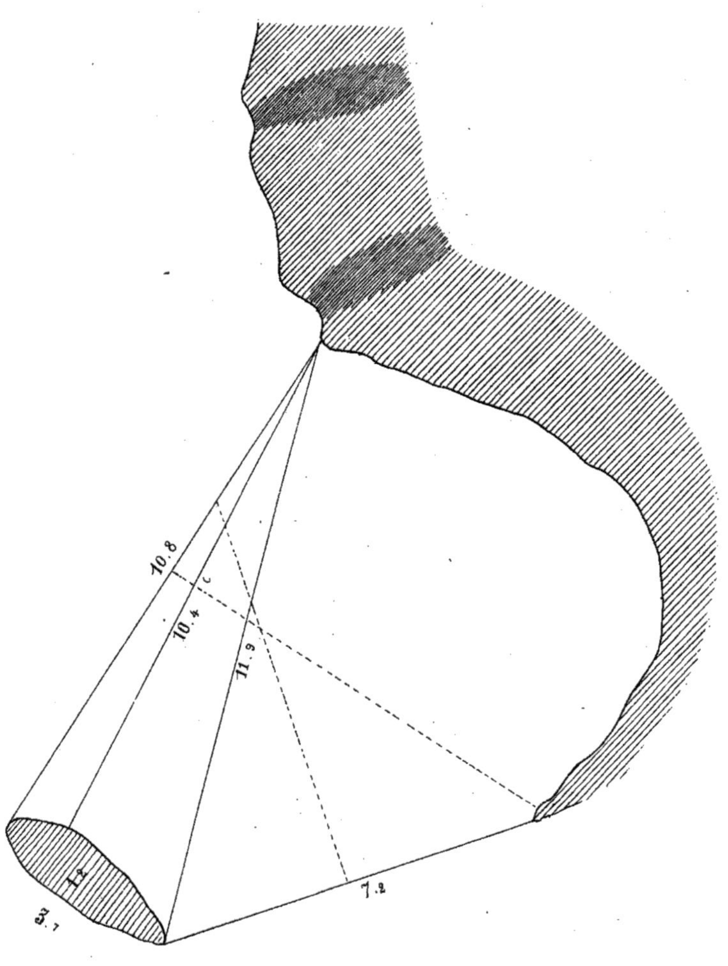

Diametre Sacro Sus Pubien   10 .8 ⎫
   ″   Sacro Sous Pubien   11 .9 ⎬ Difference 1.5
   ″   Minimum   10 .4. ⎭

MUSÉE des HÔPITAUX
N° 100
PL. 53
BASSINS EN ANTEVERSION.
Bassins viciés par luxation.
Coxalgie droite . Nouvelle cavité articulaire 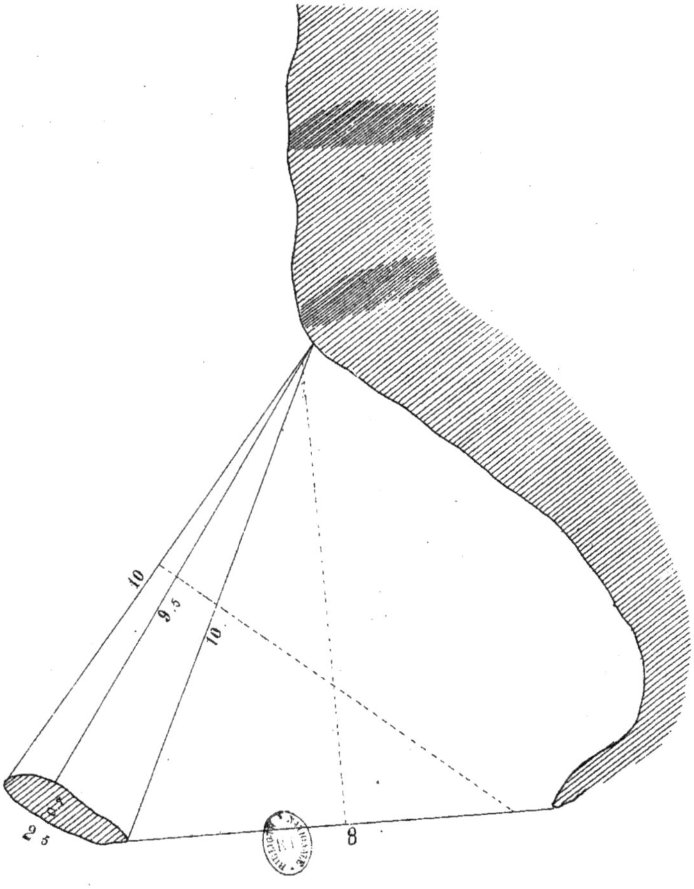
10
9.5
10
8
Diamètre Sacro Sus Pubien   10
,   Sacro Sous Pubien   10   } Différence 0 .5
,,   Minimum   9 .5

Bassin vicié par luxation spontanée d'un seul fémur

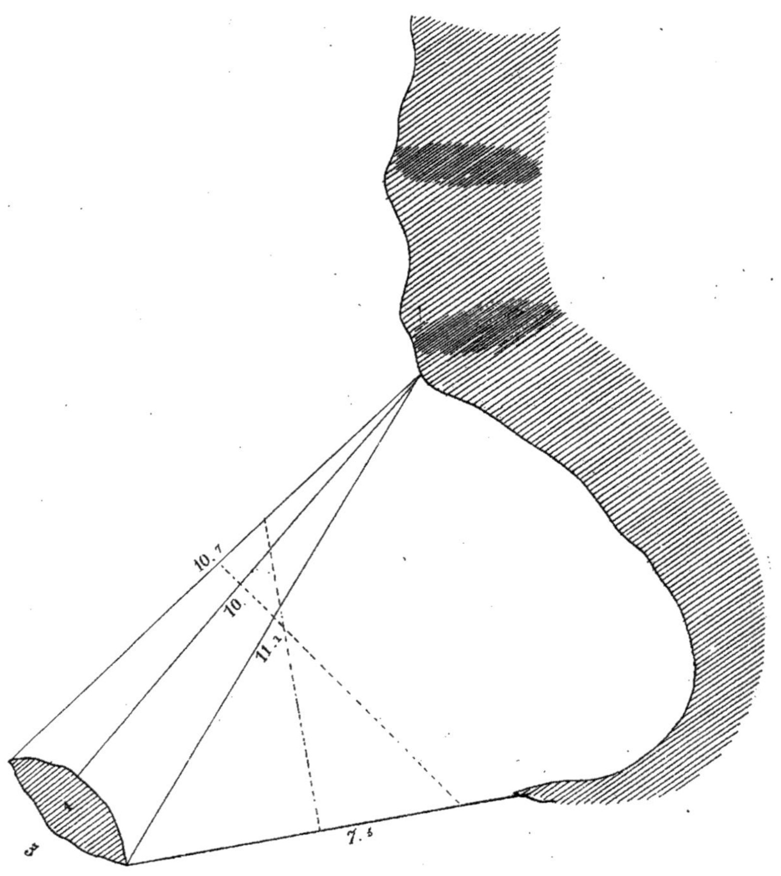

Diametre Sacro Sus Pubien   10.7 ⎫
   ″   Sacro Sous Pubien 11.1 ⎬ Différence 1.1
   ″   Minimum   10. ⎭

Luxation unilatérale du côté gauche

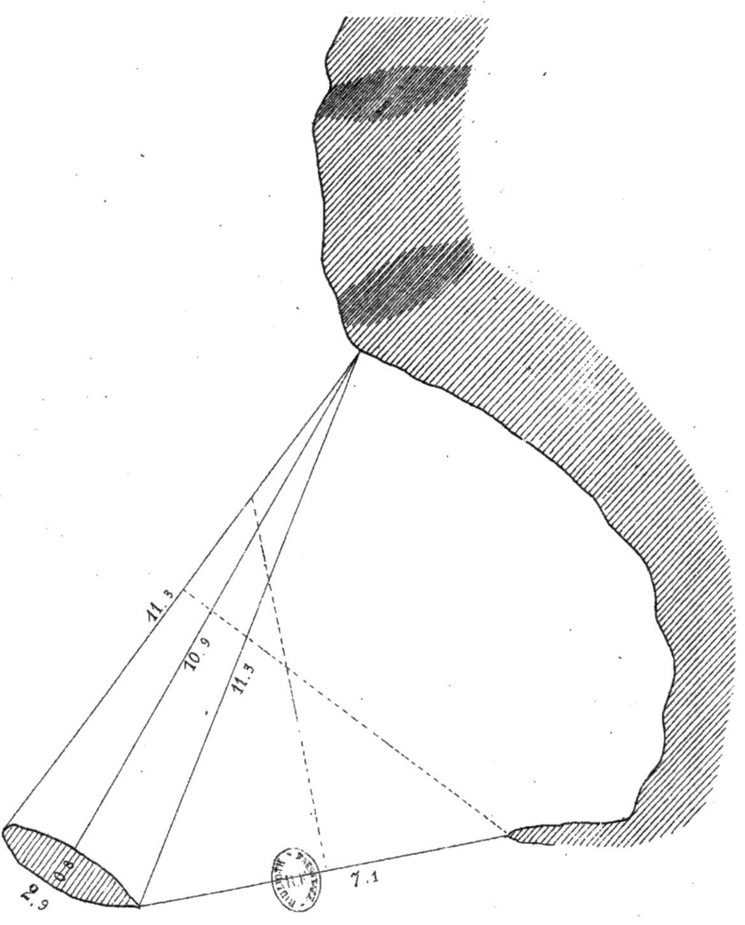

Diametre	Sacro Sus Pubien	11. 3	
"	Sacro Sous Pubien	11. 3	Différence 0 : 4
"	Minimum	10 . 9	

Imp. Halimbourg Paris.

Nº 1383   Bassin vicié par luxation congénitale d'un seul fémur .

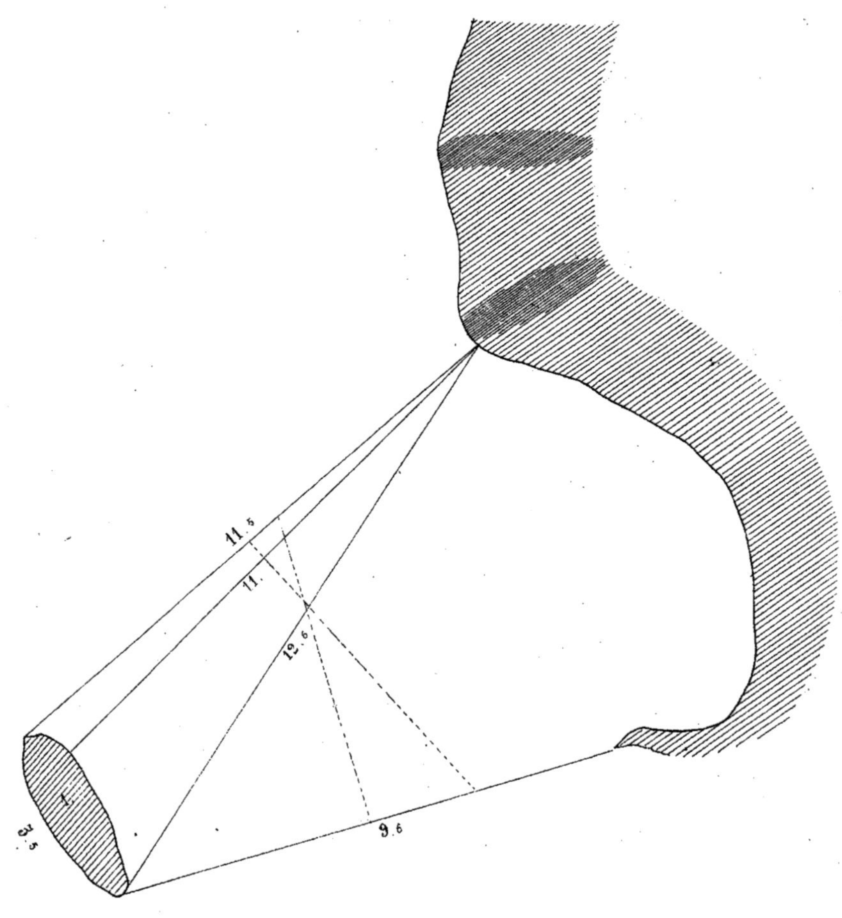

Diamètre Sacro Sus Pubien   11.5 ⎫
   "   Sacro Sous Pubien   12.6 ⎬ Différence 1.6
   "   Minimum   11   ⎭

Imp : Hademboury Paris

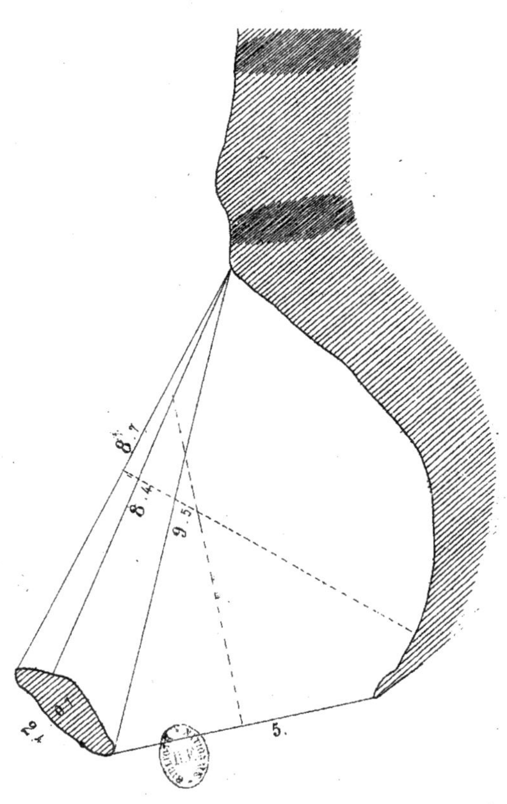

Diametre   Sacro Sus Pubien   8.7 ⎫
    „   Sacro Sous Pubien   9.5 ⎬ Difference. 1.1
           Minimum   8.4 ⎭

Luxation des deux fémurs.

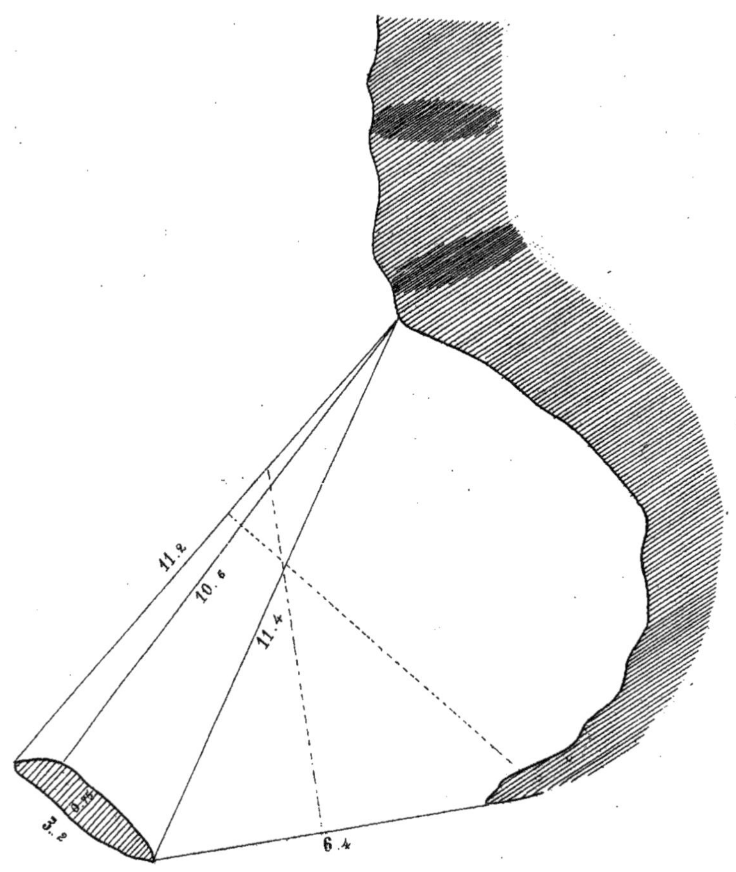

Diamètre Sacro Sus Pubien 11.2 ⎫
       Sacro Sous Pubien 11.4 ⎬ Différence 0.8
       Minimum 10.6 ⎭

Imp. Halimbourg . Paris

Bassin vicié par luxation spontanée des deux
fémurs (Luxation congénitale) femme adulte.

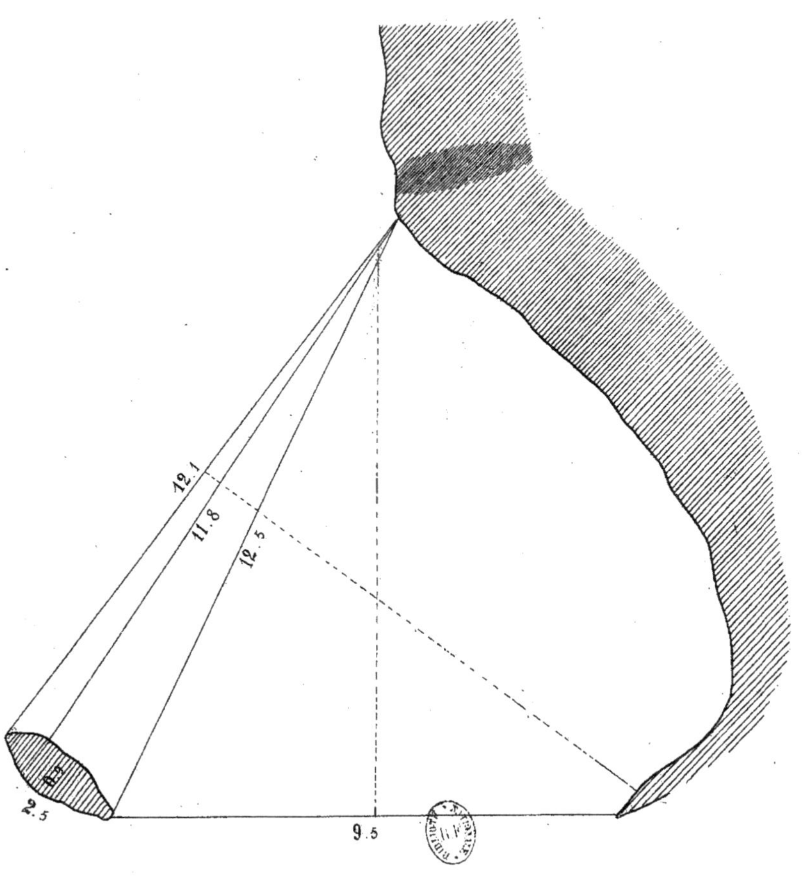

Diamètre Sacro Sus Pubien   12 .1 ⎫
    "   Sacro Sous Pubien   12 .5 ⎬ Différence 0.7
    "   Minimum   11 .8 ⎭

Enfant Rachitique

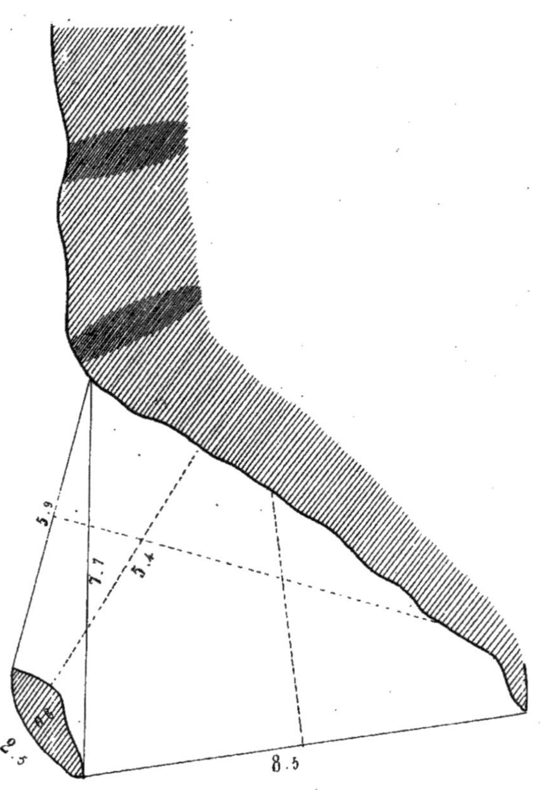

Diamètre Sacro Sus Pubien   5.9 ⎫
      Sacro Sous Pubien   7.7 ⎬ Différence 1.8
      Minimum   5.9 ⎭

Bassin Rachitique

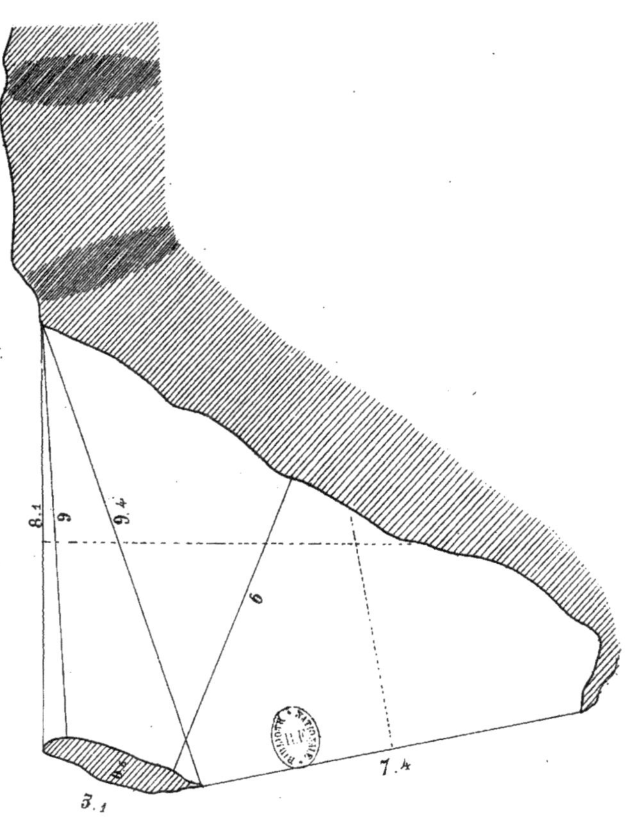

Diamètre Sacro Sus Pubien   8.1 } Différence 1.5
         Sacro Sous Pubien   9.4 }
         Minimum   7.9 }

Imp. Haimbourg. Paris

Bassin Rachitique

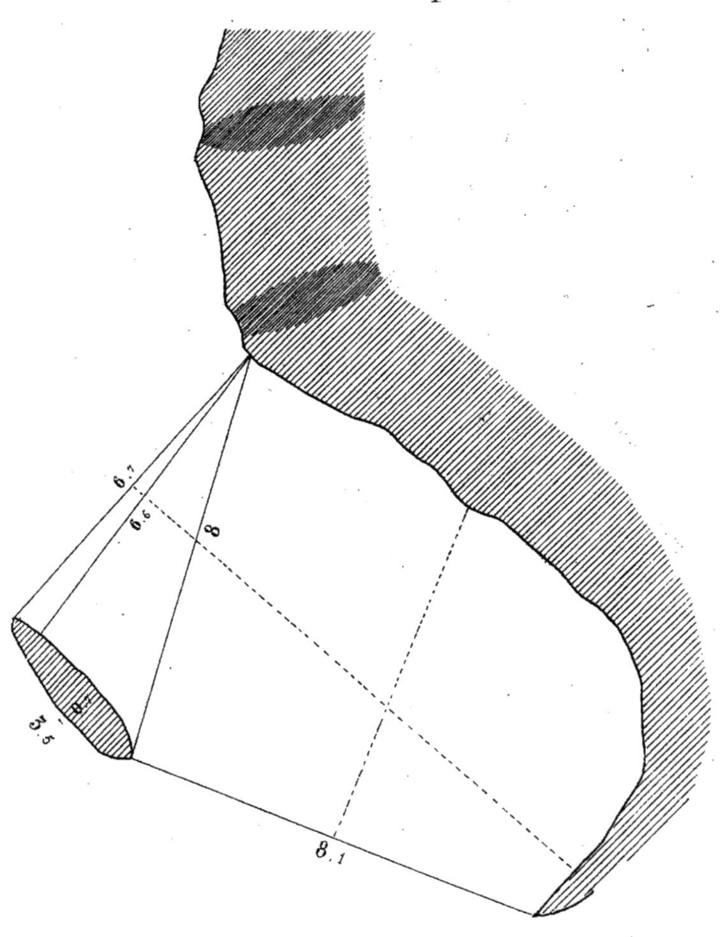

Diamètre Sacro Sus Pubien 6.7 }
" Sacro Sous Pubien 8. } Différence 1.4
" Minimum 6.6 }

PL 63.

Squelette Rachitique
Inflexion de la colonne vertébrale.

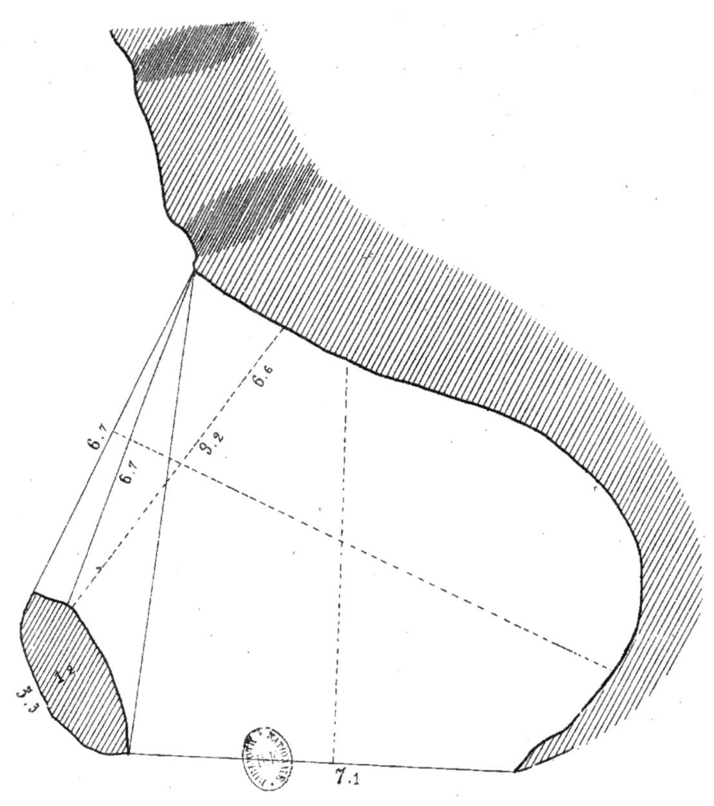

Diamètre Sacro Sus Pubien   6.7 ⎱
   „   Sacro Sous Pubien   9.2 ⎬ Différence 2.5
   „   Minimum   6.7 ⎰

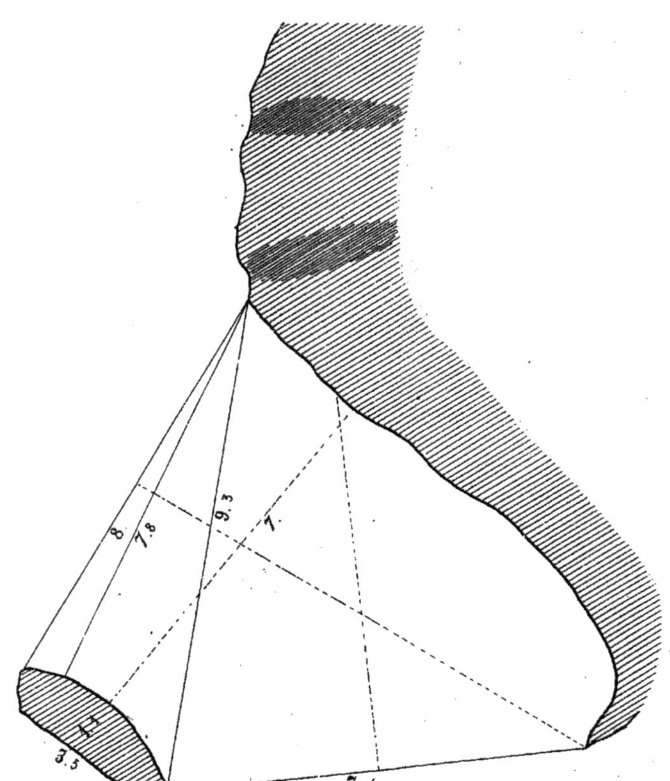

Diamètre Sacro Sus Pubien   8.
         Sacro Sous Pubien   9.3 } Différence 1.5
         Minimum   7.8

Jeune fille

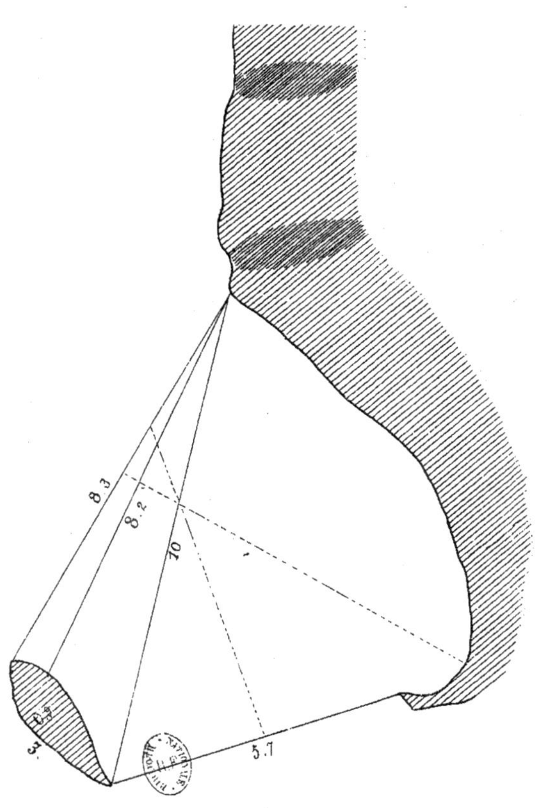

Diamètre Sacro Sus Pubien   8 .3 }
   "   Sacro Sous Pubien 10 .   } Différence 1.8
   "   Minimum   8 .2 }

Squelette Rachitique
Cyphose dorso lombaire

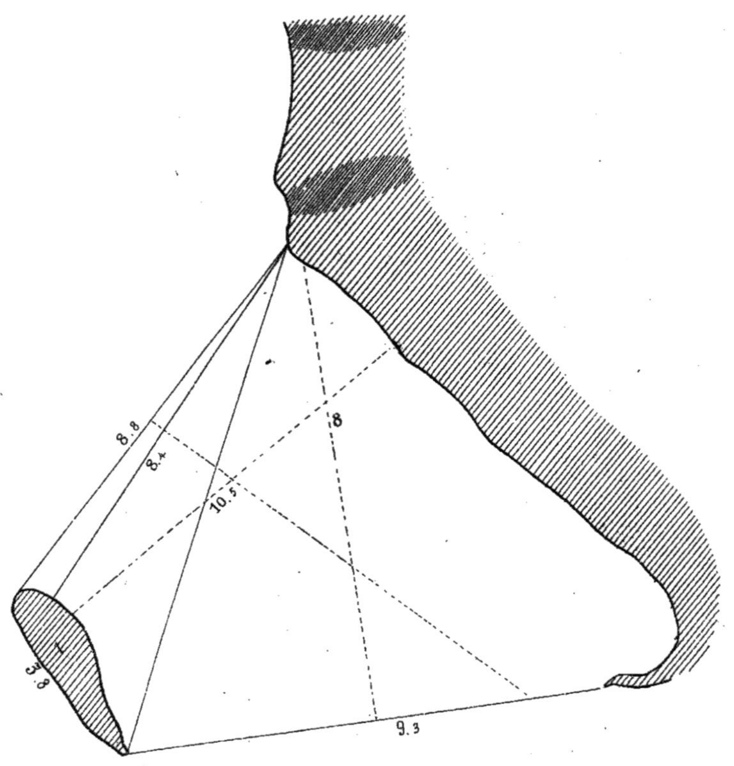

Diamètre Sacro Sus Pubien 8.8 ⎫
   "   Sacro Sous Pubien 10.5 ⎬ Différence 2.1
   "   Minimum   8.8 ⎭

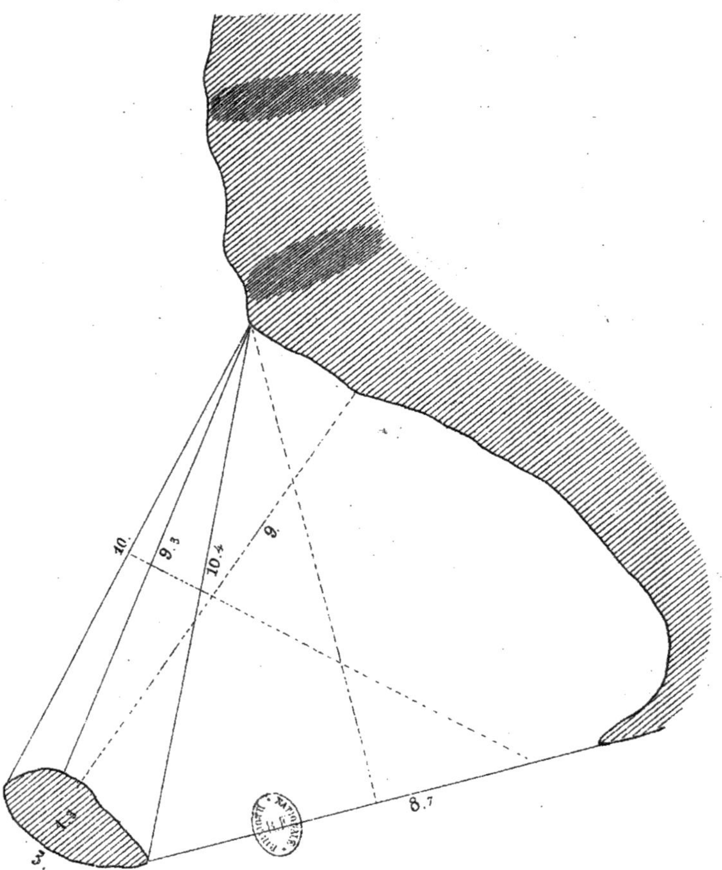

Diamètre Sacro Sus Pubien 10.
» Sacro Sous Pubien 10.4 } Différence 1 1
» Minimum 9.3

Imp: Habnicourg Paris

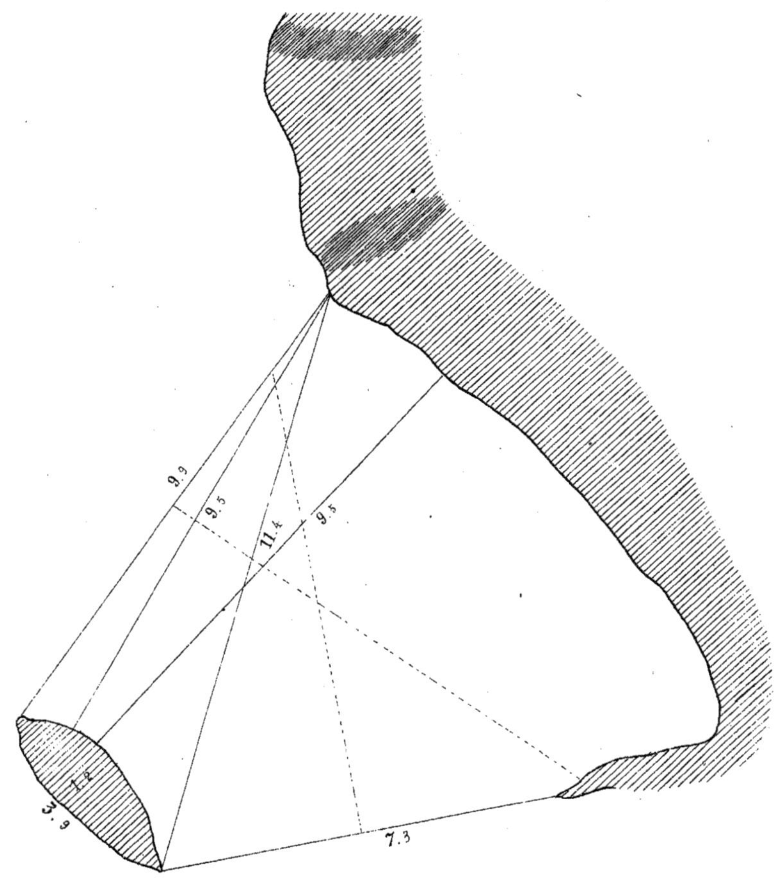

Diamètre Sacro Sus Pubien   9 . 9
   „   Sacro Sous Pubien 11 . 4   } Différence 1.9
   „   Minimum   9 . 5

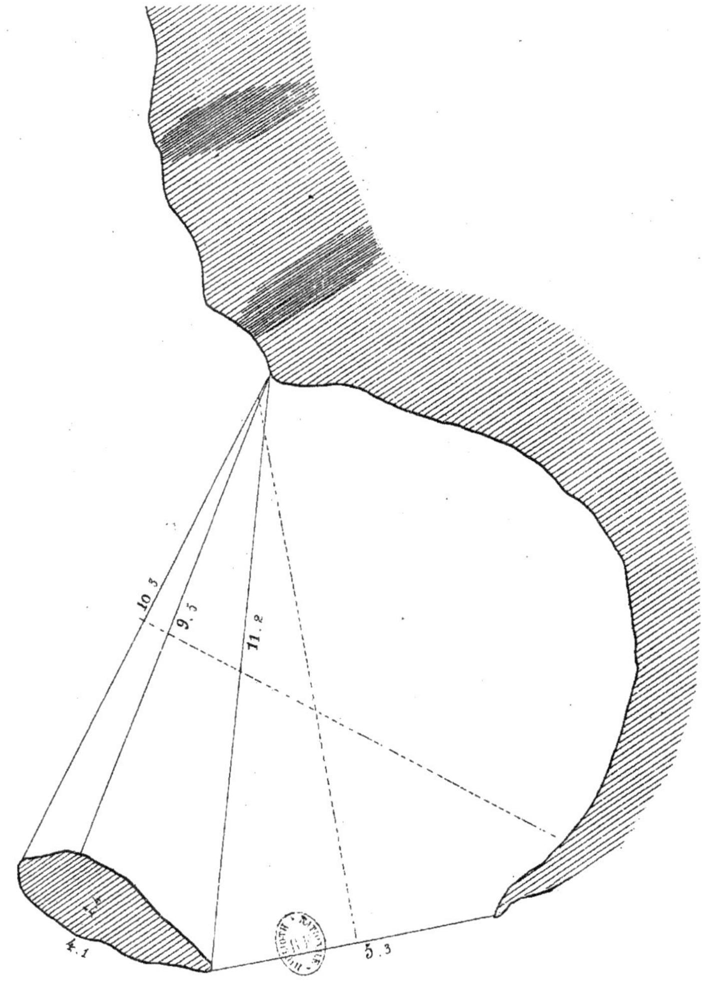

Diamètre Sacro Sus Pubien   10.3 }
  „   Sacro Sous Pubien 11.2 } Différence 1.7
  „   Minimum   9.5 }

Scoliose non Rachitique

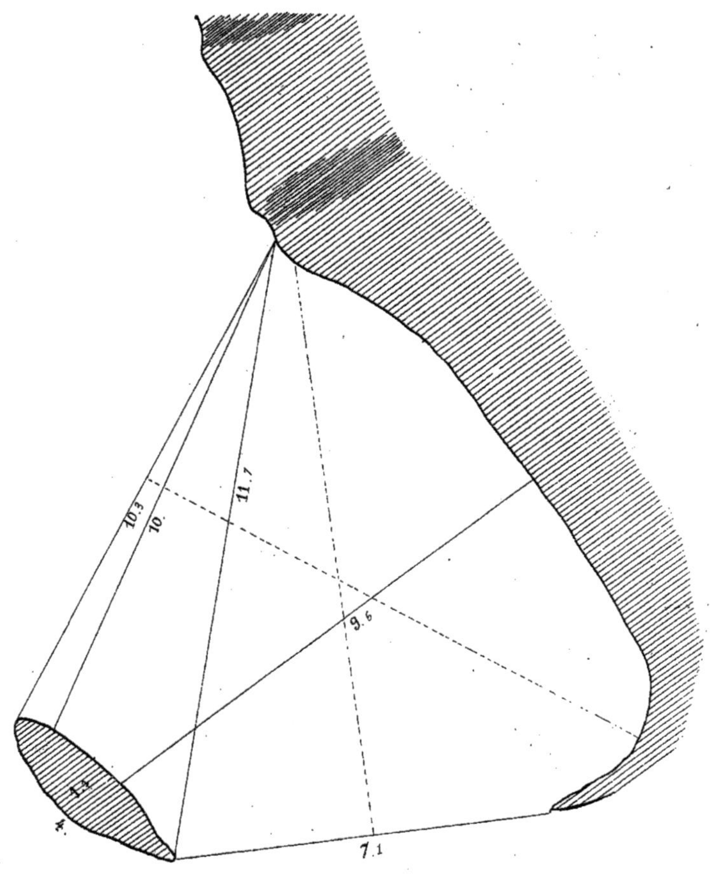

Diametre Sacro Sus Pubien   10.3
   »   Sacro Sous Pubien 11.7   } Différence 1.7
   »   Minimum   10

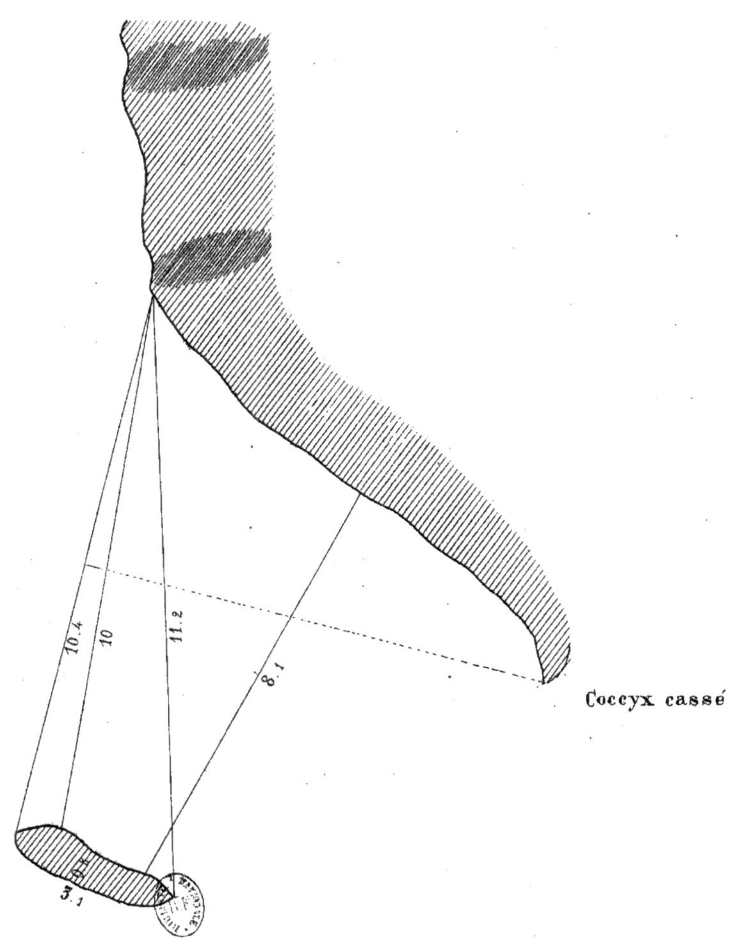

Diamètre Sacro Sus Pubien   10.4 ⎫
    „   Sacro Sous Pubien 11.2 ⎬ Différence 1.2
    „   Minumum   10. ⎭

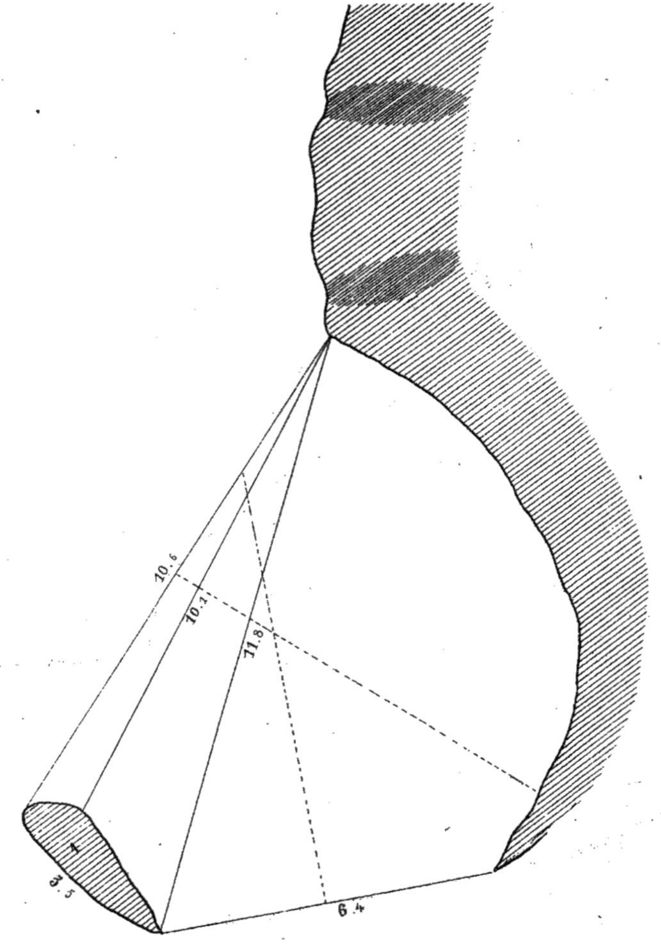

Diamètre Sacro Sus Pubien   10.6 }
   „   Sacro Sous Pubien   11.8 } Différence 1.7
   „   Minimum   10.1 }

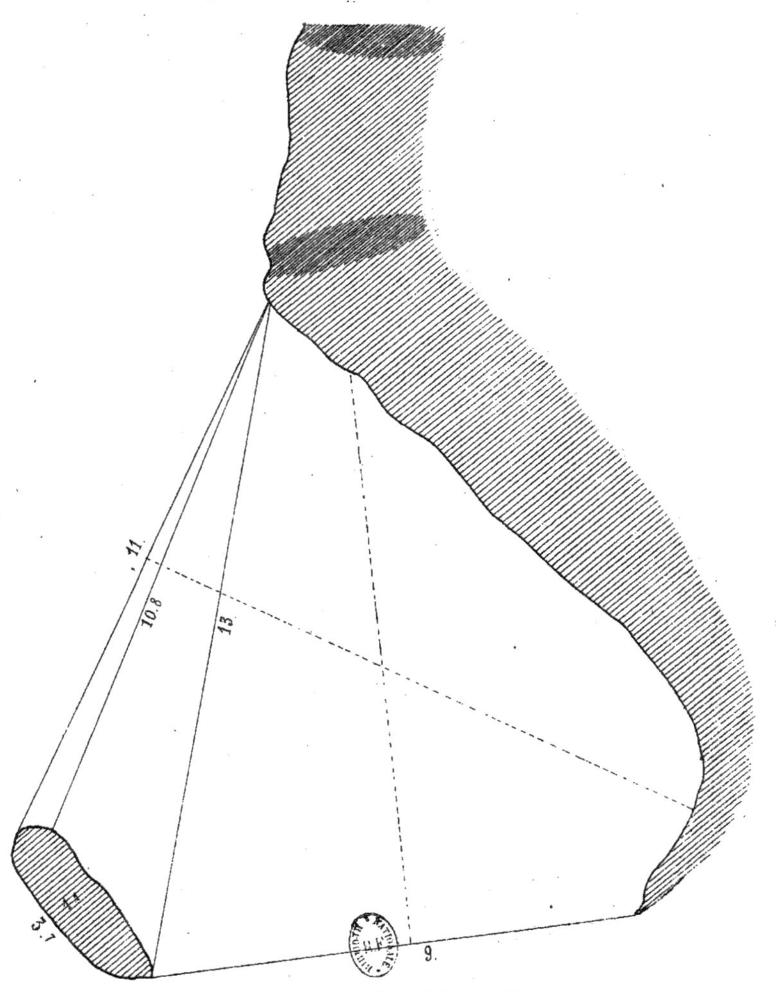

Diamètre Sacro Sus Pubien   11 } Différence. 2 2
     "   Sacro Sous Pubien   13
     "   Minimum   10.8

Imp. Holmbourg Paris

Bassin en entonnoir.

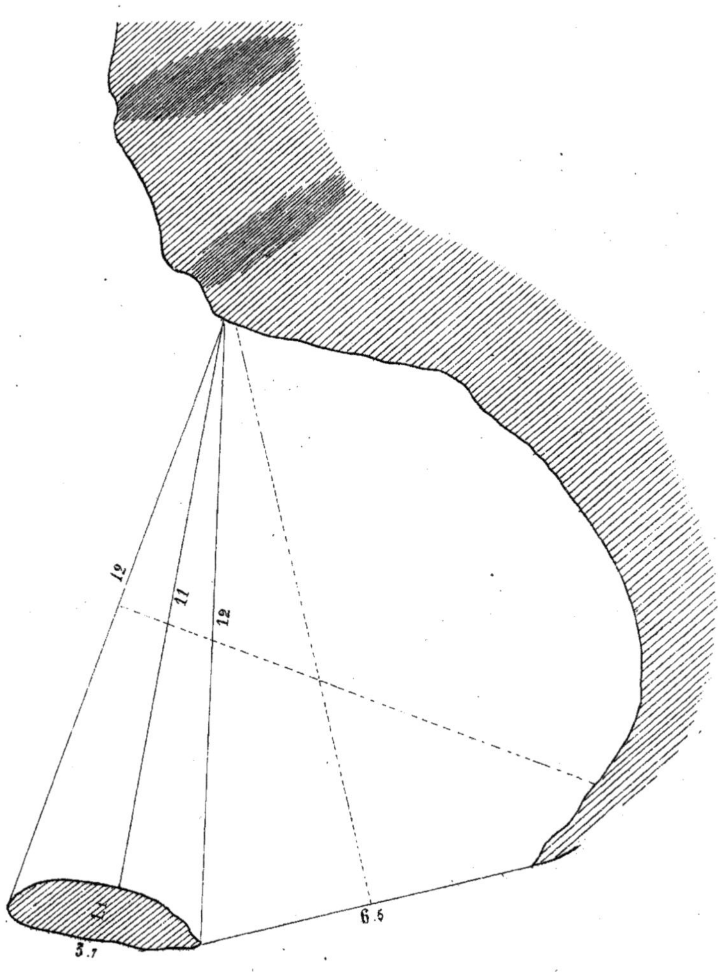

Diamètre Sacro Sus Pubien 12
      Sacro Sous Pubien 12 } Différence 1.
      Minimum 11

Imp. Hahnheург Paris

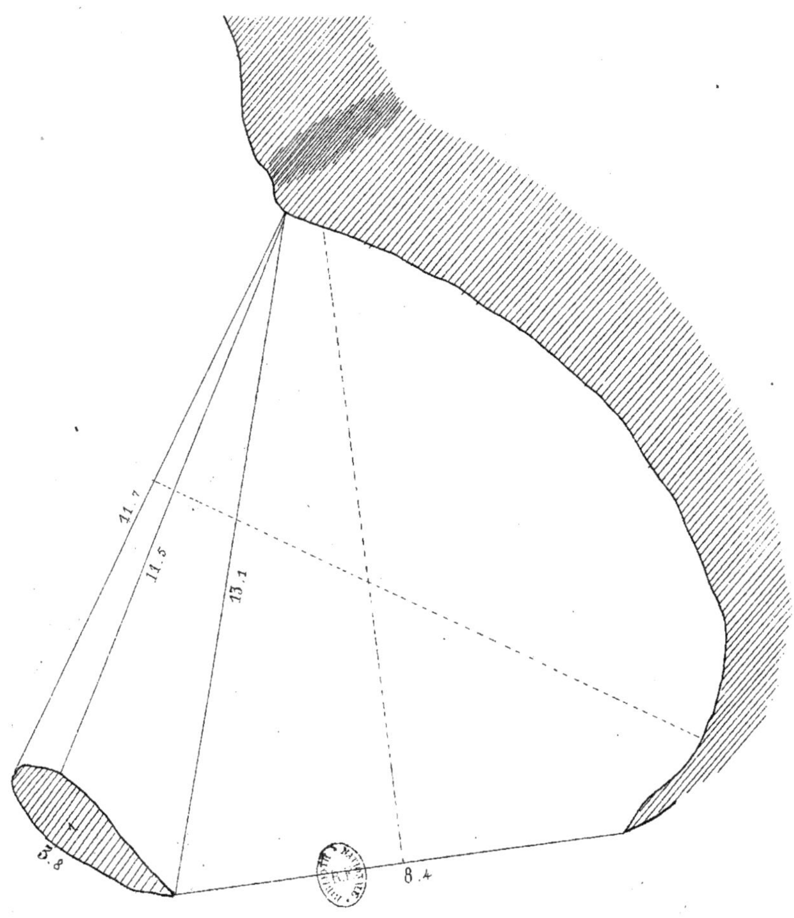

Diamètre   Sacro Sus Pubien   11.7 ⎫
        Sacro Sous Pubien   13.1 ⎬ Différence 1.6
        Minimum   11.5 ⎭

Cyphose de la région dorsale.

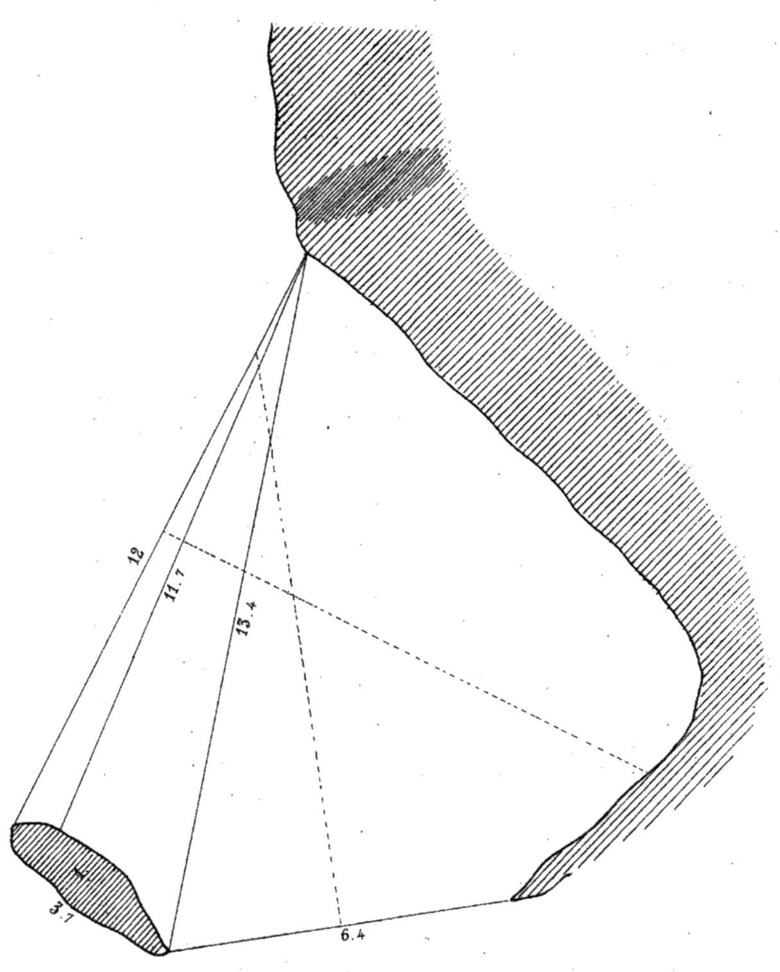

Diamètre	Sacro Sus Pubien	12	
"	Sacro Sous Pubien	13.4	} Différence 2.
"	Minimum	11.4	

Cyphose lombaire.

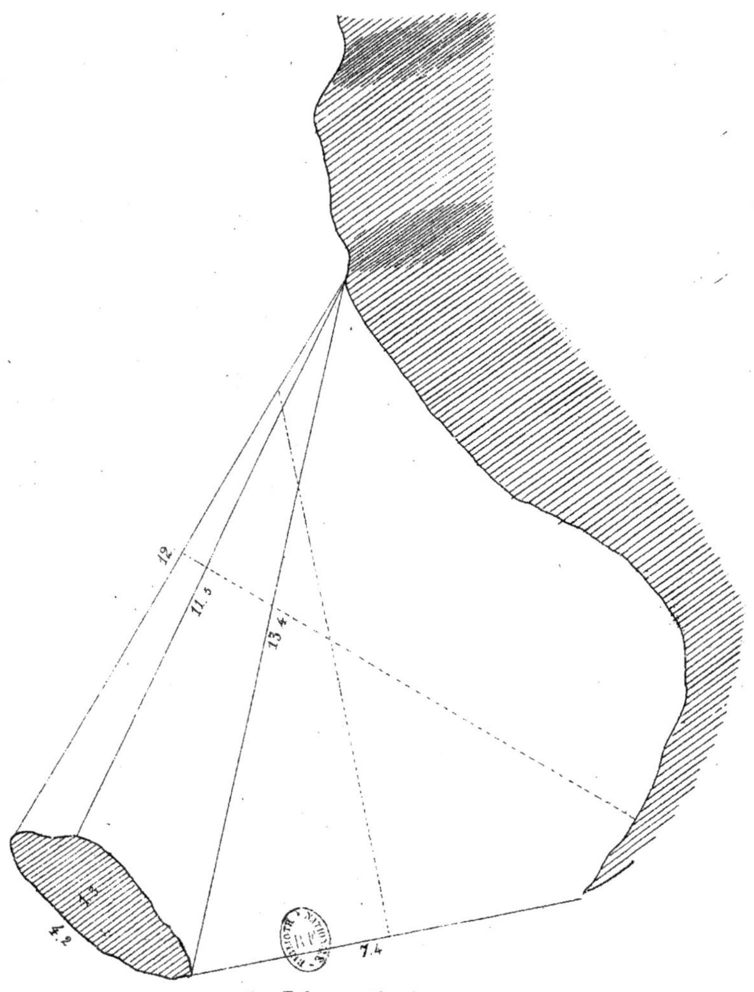

Diametre Sacro Sus Pubien 12
"   Sacro Sous Pubien 13.4 } Difference 1.9
"   Minimum   11.5

Mal de Pott

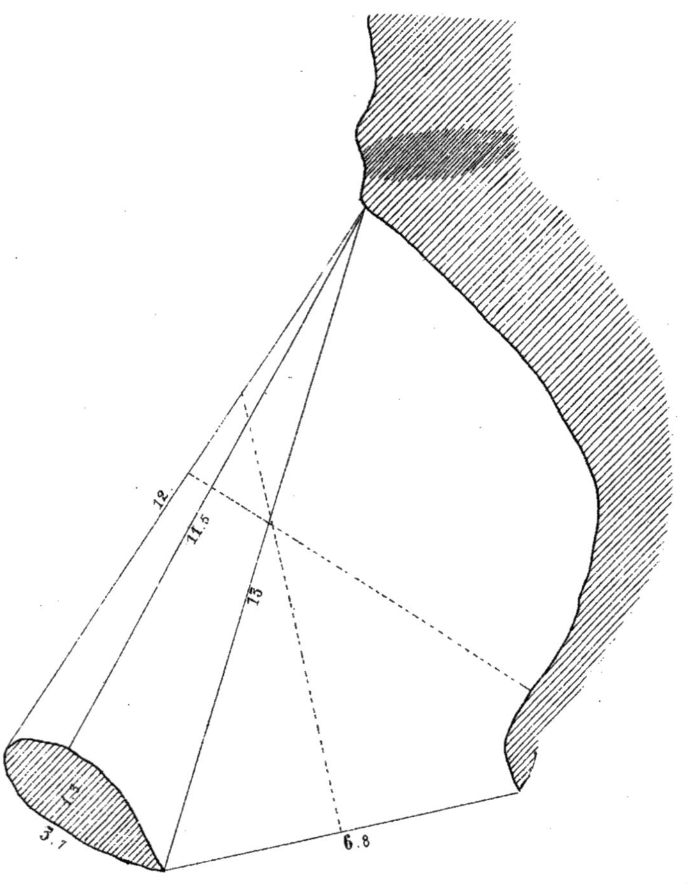

Diamètre Sacro Sus Pubien   12
          Sacro Sous Pubien   13   } Différence 1.5
          Minimum   11.5

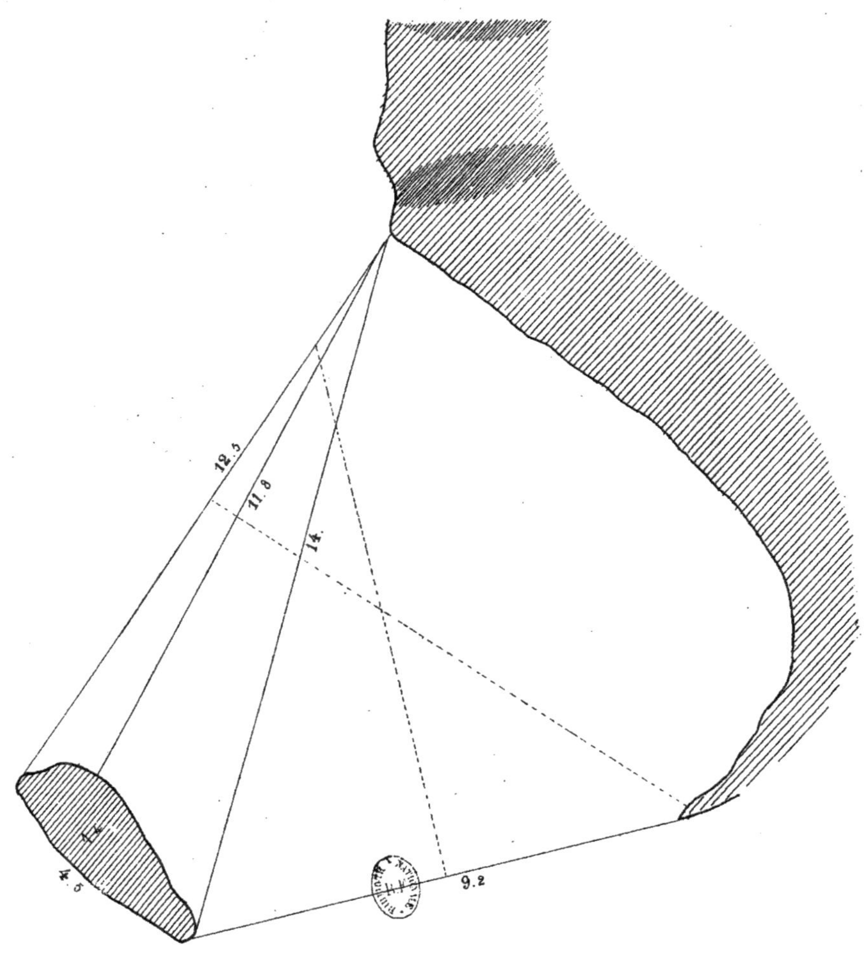
12.5
11.8
14.
4.5
9.2
Diamètre Sacro Sus Pubien 12.5
Sacro Sous Pubien 14
Minimum 11 8
Difference 2.2

Cyphose dorso lombaire.

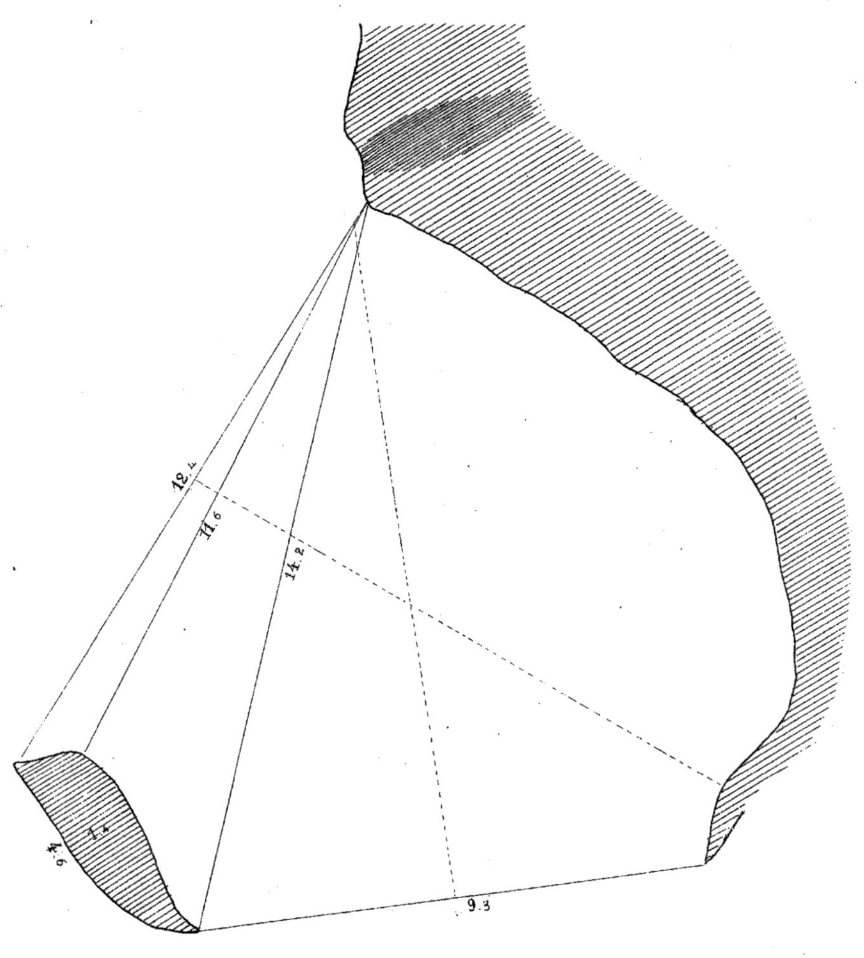

Diamètre Sacro Sus Pubien   12.4 ⎫
   "   Sacro Sous Pubien   14.2 ⎬ Diamètre 2.6
   "   Minimum   11.6 ⎭

Cyphose de la région dorso lombaire. Ankylose
à angle droit de la Hanche droite .

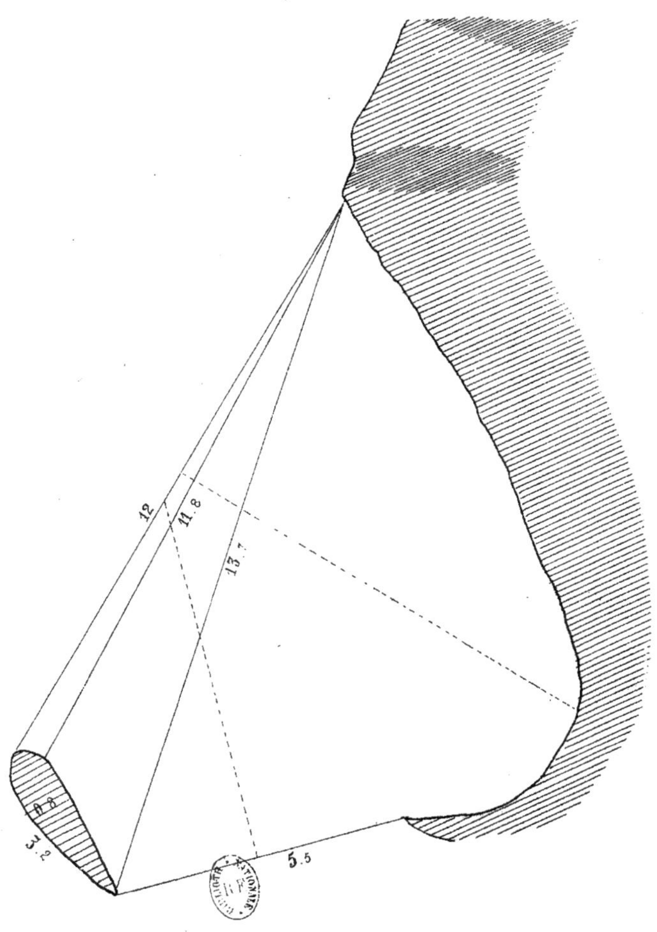

Diamètre Sacro Sus Pubien   12. }
    Sacro Sous Pubien   13.7 } Différence 1.9
    Minimum   11.8 }

Imp. Nahmbourg Paris.

Cyphose dorso lombaire

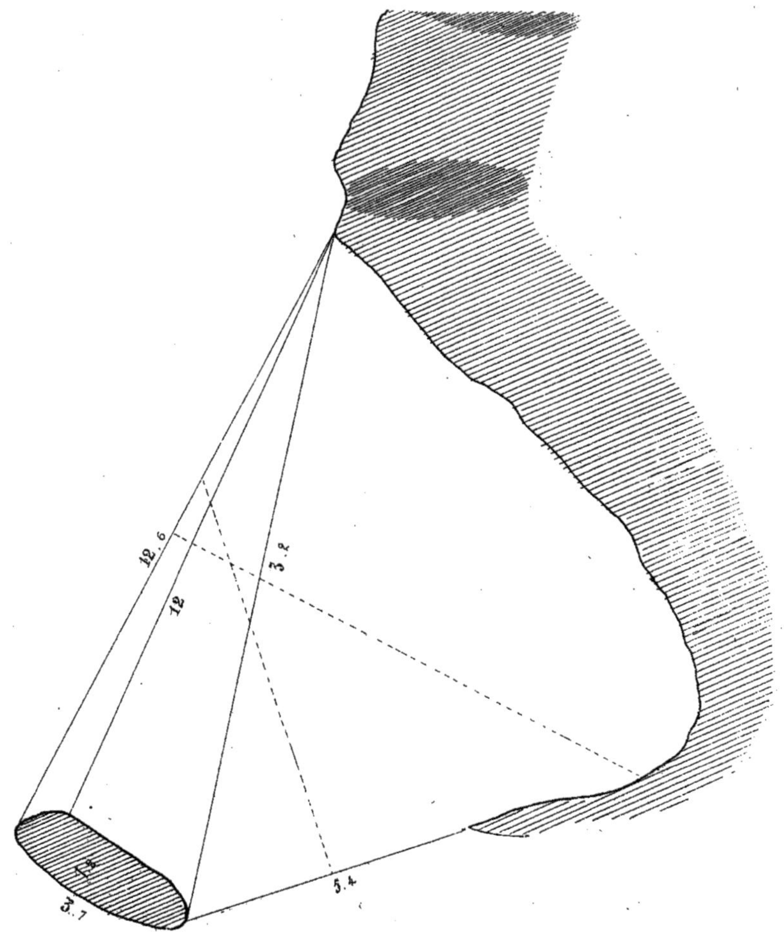

Diametre Sacro Sus Pubien   12.6 ⎫
   "   Sacro Sous Pubien   13.2 ⎬ Différence 1.2.
   "   Minimum   12 . ⎭

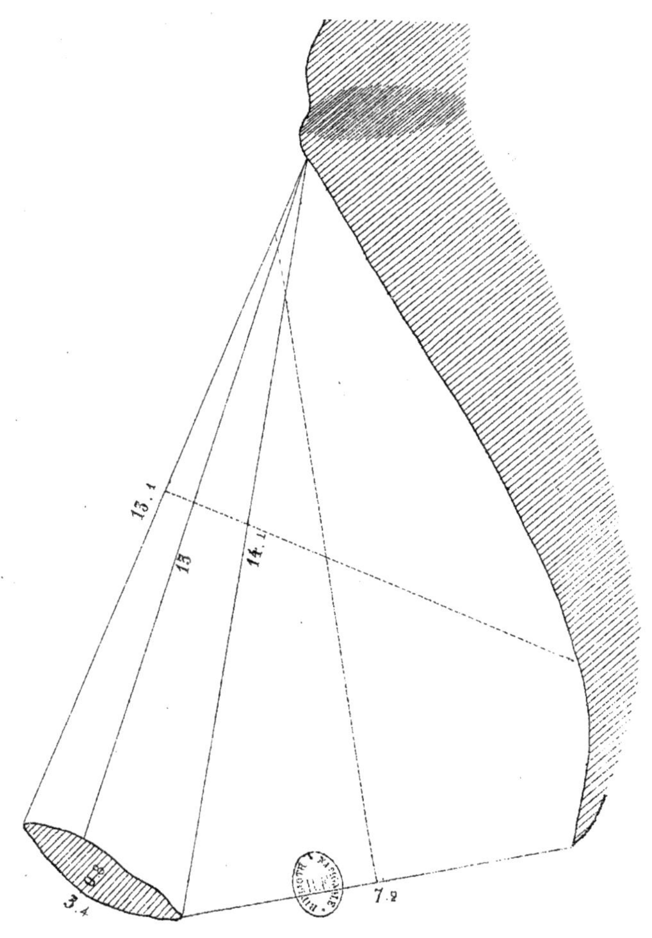

Diamètre Sacro Sus Pubien   13.1
        Sacro Sous Pubien   14.1 } Différence 1.1
        Minimum   13

N.° 40. SAP.   Déviation de la colonne dorsale (Mal de Pott.)

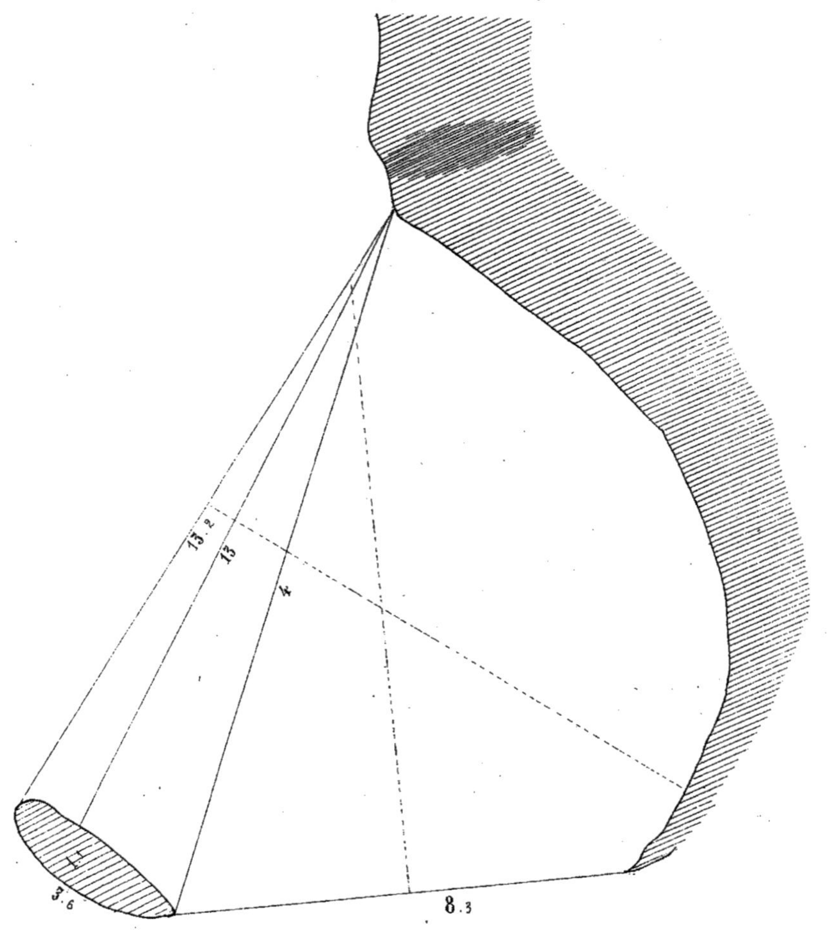

Diamètre Sacro Sus Pubien 13.2 ⎫
          Sacro Sous Pubien 14. ⎬ Différence 1
          Minimum   13. ⎭

Imp. Salmon sacré Paris

Cyphose de la région dorso lombaire.

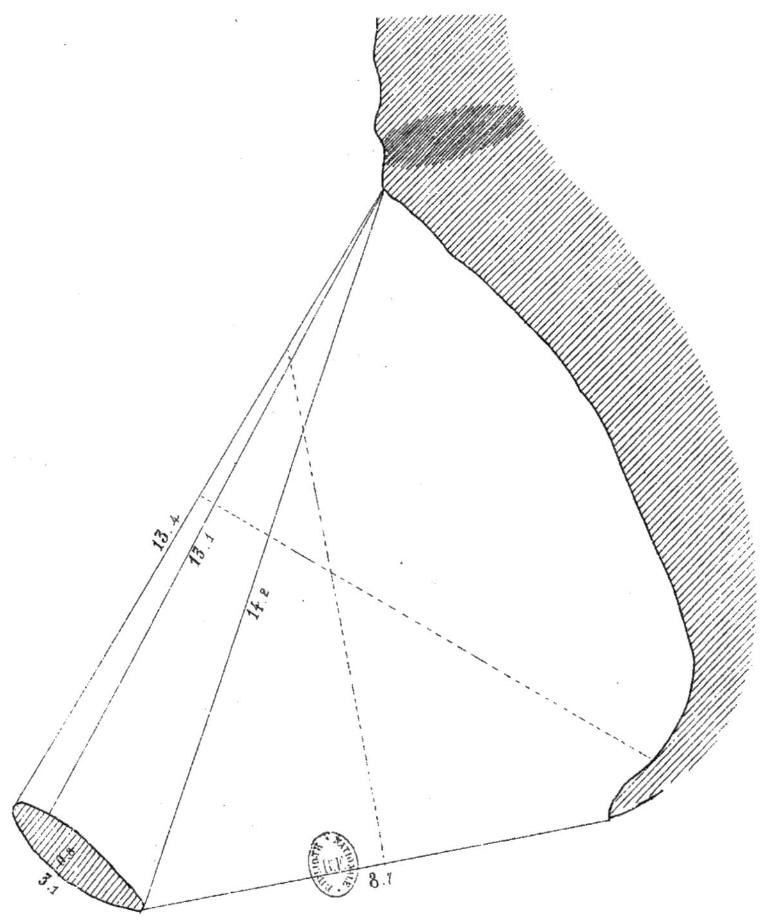

Diamètre Sacro Sus Pubien   13 . 4
    "   Sacro Sous Pubien   14 . 2   } Différence 1.1
    "   Minimum   13 . 1

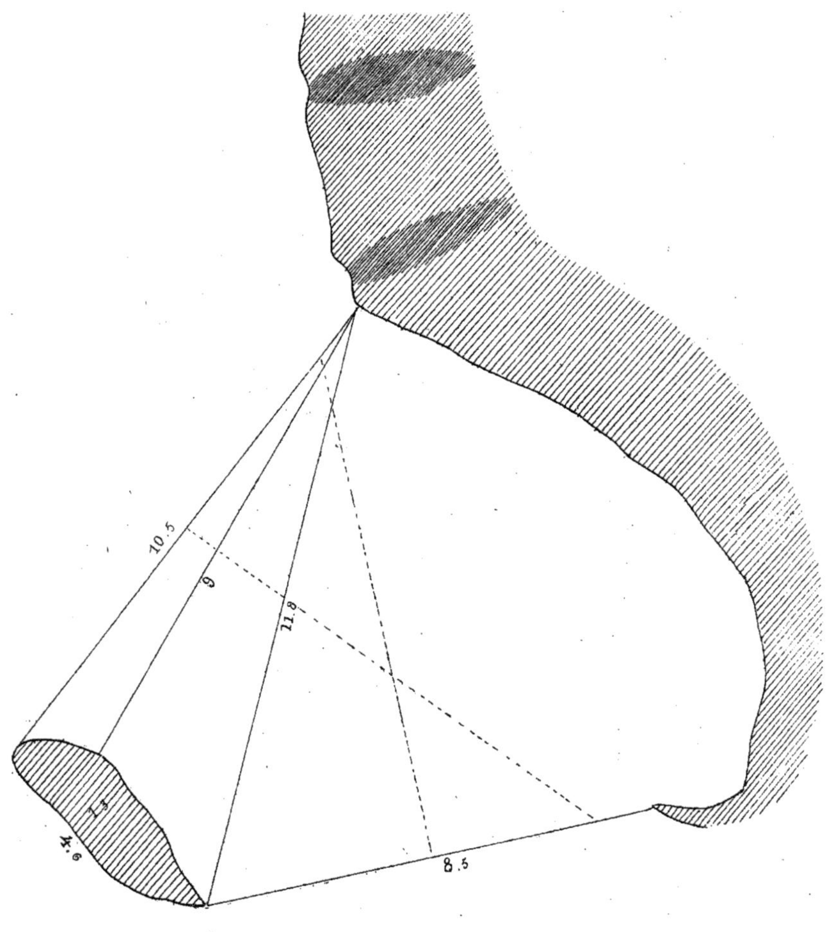

MUSÉUM
N° 1404
BASSINS NORMAUX
Gauloise . type Gall .
PL . 86 .
10.5
9
11.8
1.3
4.6
8.5
Différence   Sacro Sus Pubien   10 . 5
    "   Sacro Sous Pubien   11   8 } Différence 2 .
    "   Minimum   9   8
Imp . Halimbourg Paris

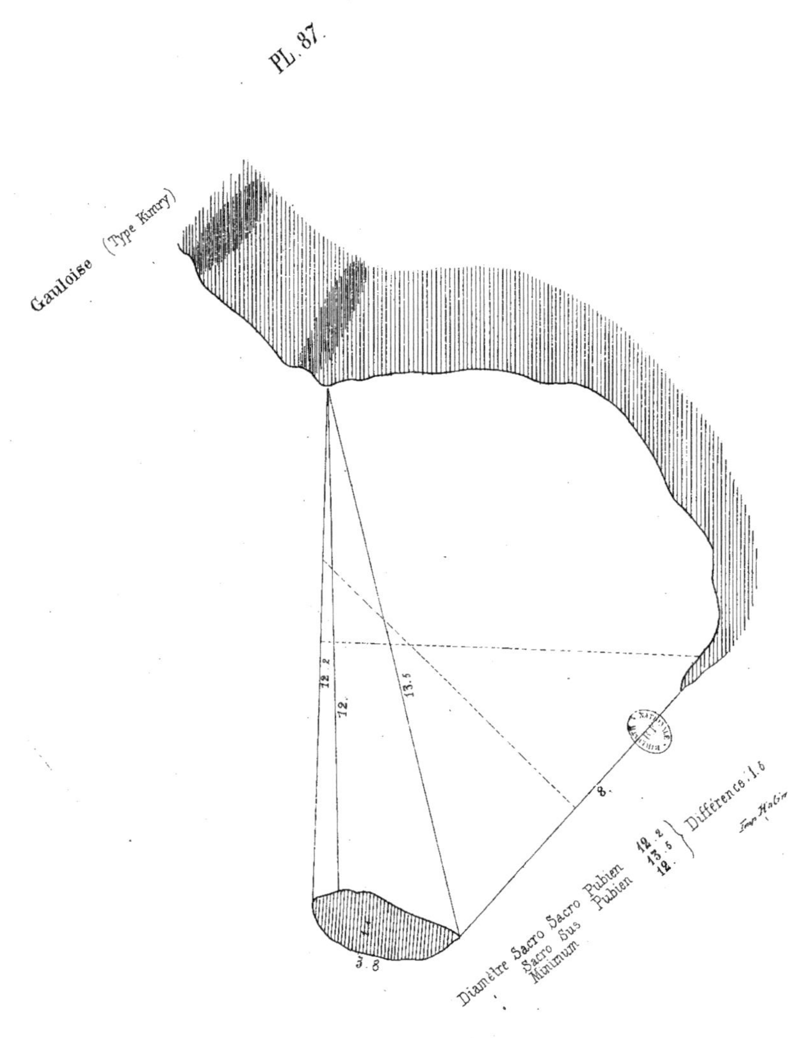

PL. 87.
Gauloise (Type Kimry)
12. 2
12.
13.5
8.
3. 8
Diamètre Sacro Sacro Pubien
Sacro Sus Pubien
Minimum Pubien
12. 2
13. 5
12.
} Différence : 1.6
Imp. Halin

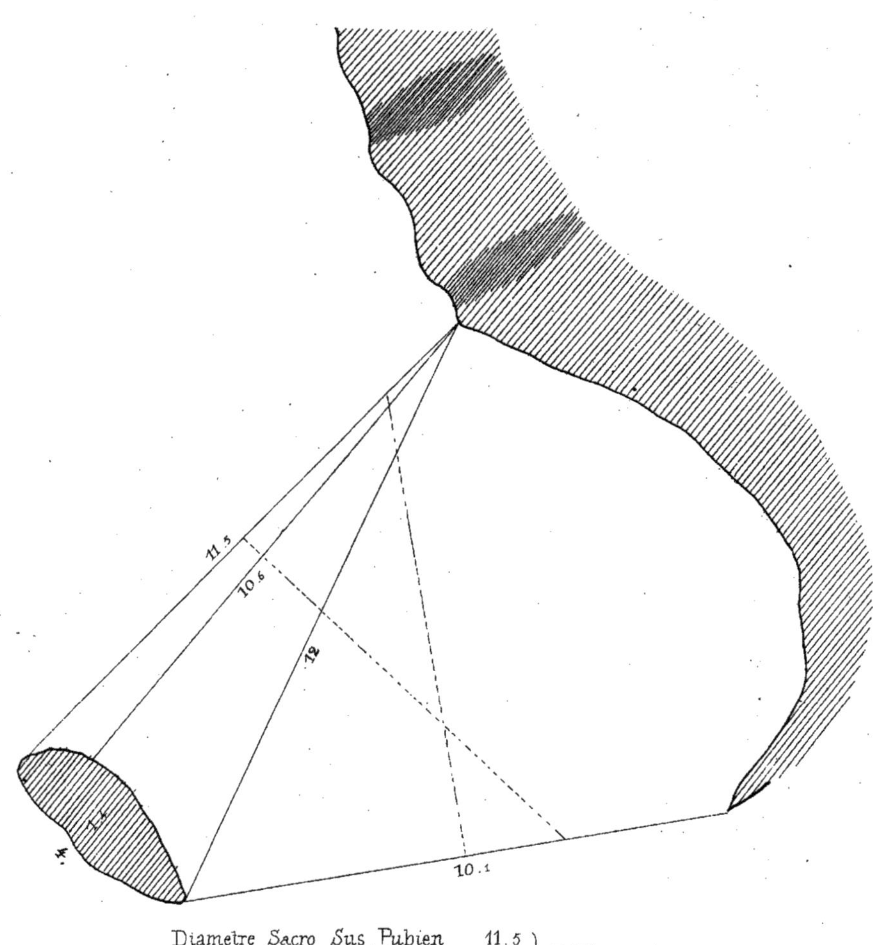

Diamètre Sacro Sus Pubien   11.5 ⎫
         Sacro Sous Pubien   12. ⎬ Différence 1.4
         Minimum   10.6 ⎭

Imp: Walimbourg, Paris

BASSIN normal, femme de 40 ans

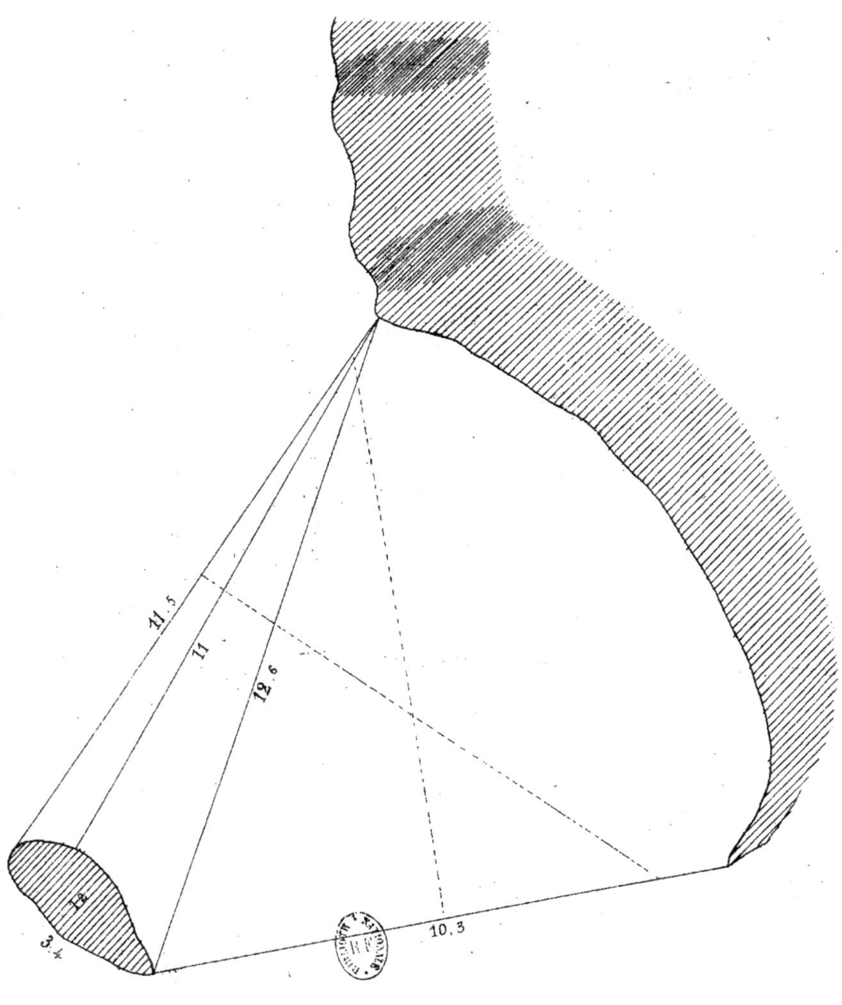

Diamètre   Sacro Sus Pubien   11.5
    "   Sacro Sous Pubien   12.6 } Différence 1.6
    "   Minimum   11.

Bassin trop bas, Bassin moulé

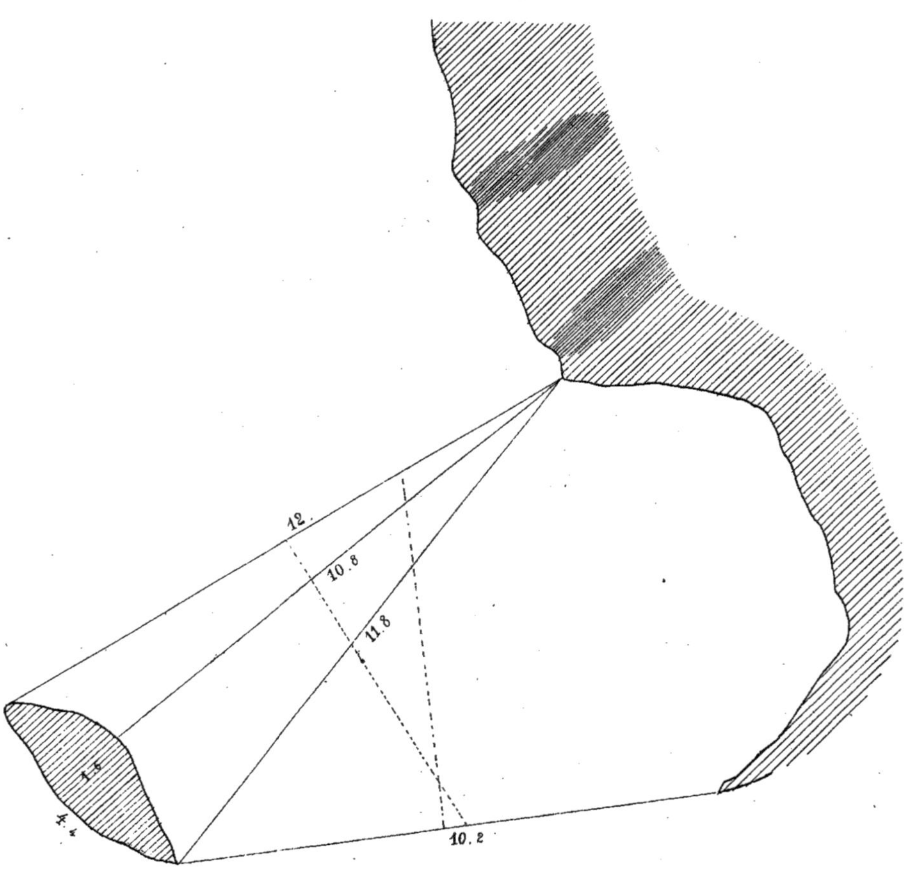

Diamètre Sacro Sus Pubien   12.
     Sacro Sous Pubien   11 8 } Différence 1.
     Minimum   10 .8

Imp Salimbourg Paris

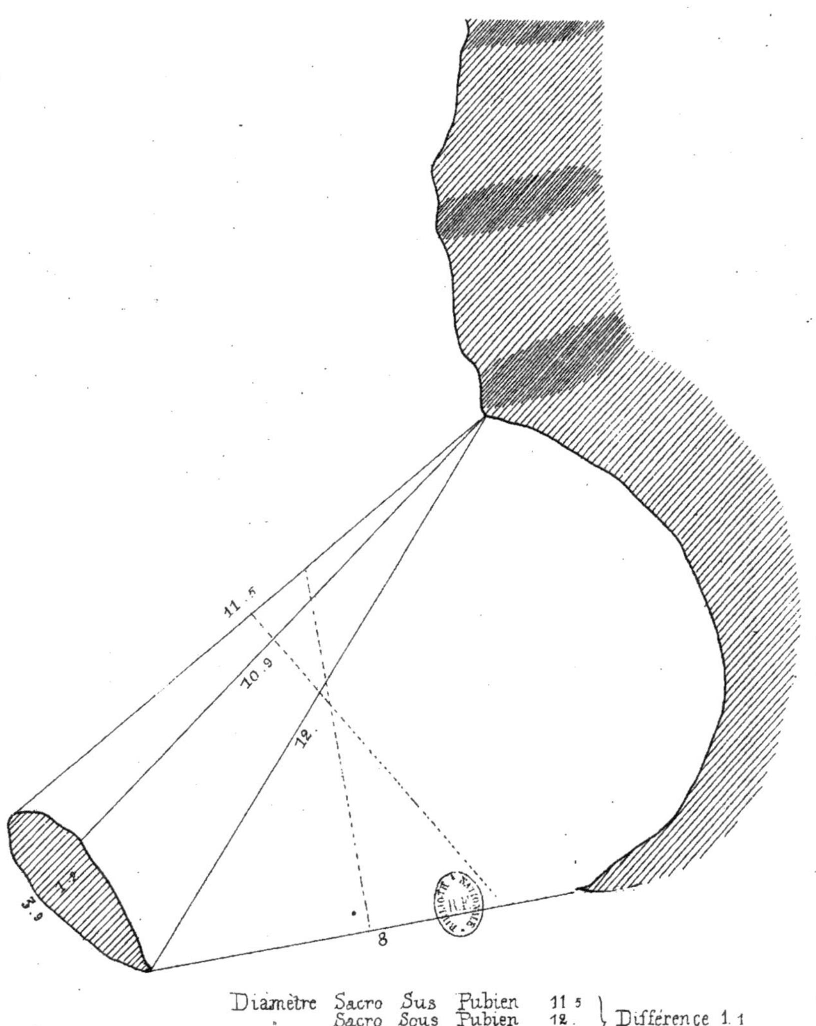

Diamètre Sacro Sus   Pubien   11 5
          Sacro Sous Pubien   12.   } Différence 1 1
          Minimum   10 9

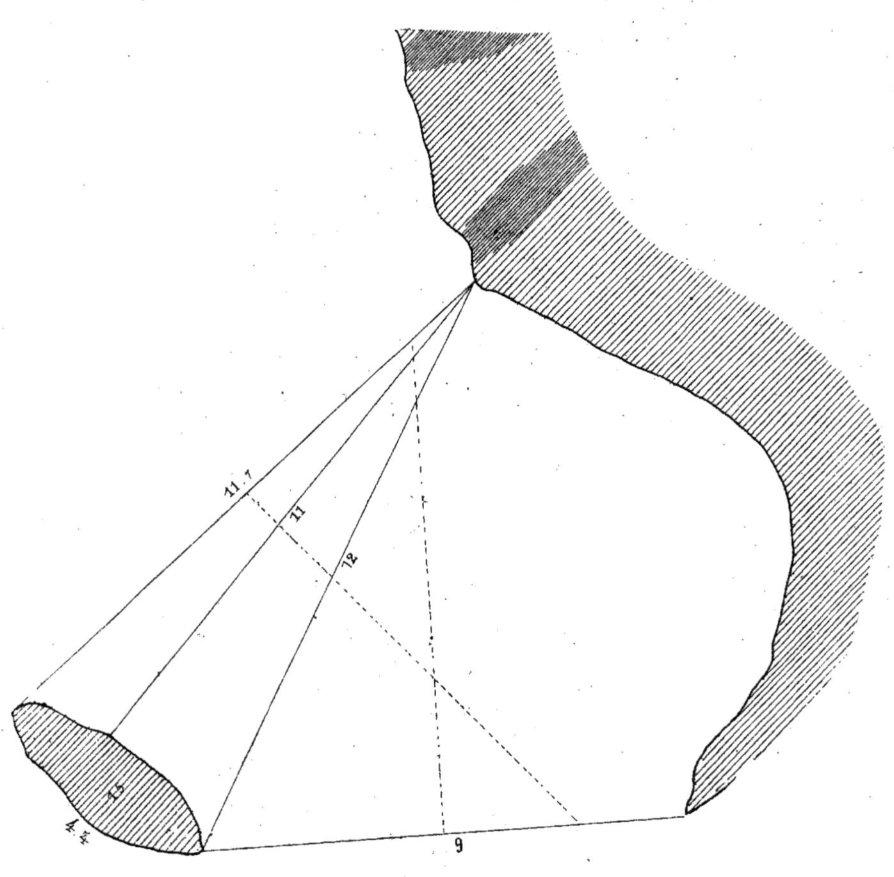

Diamètre Sacro Sus Pubien   11.7
    "   Sacro Sous Pubien   12.   } Différence 1.
    '   Minimum   11.

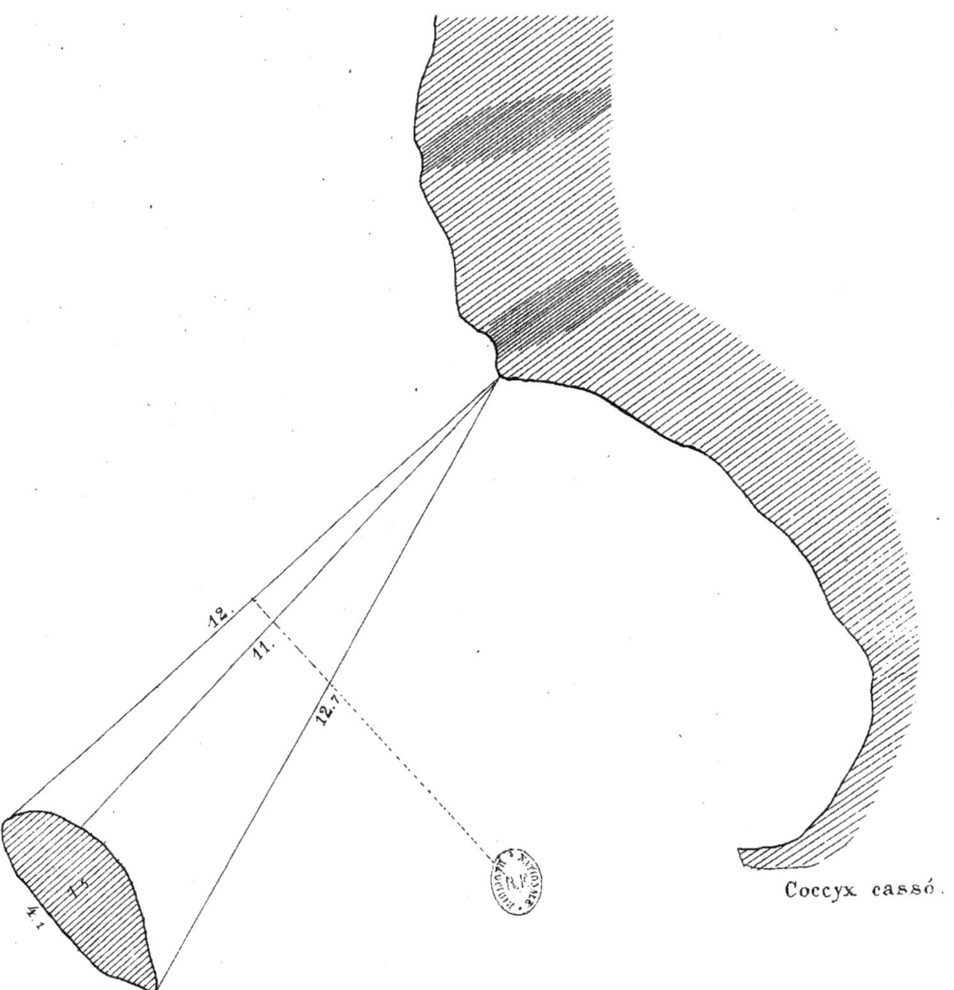

Diamètre Sacro Sus Pubien 12.
Sacro Sous Pubien 12.7 } Différence 1.7
Minimum 11.

Imp. Halimbourg Paris

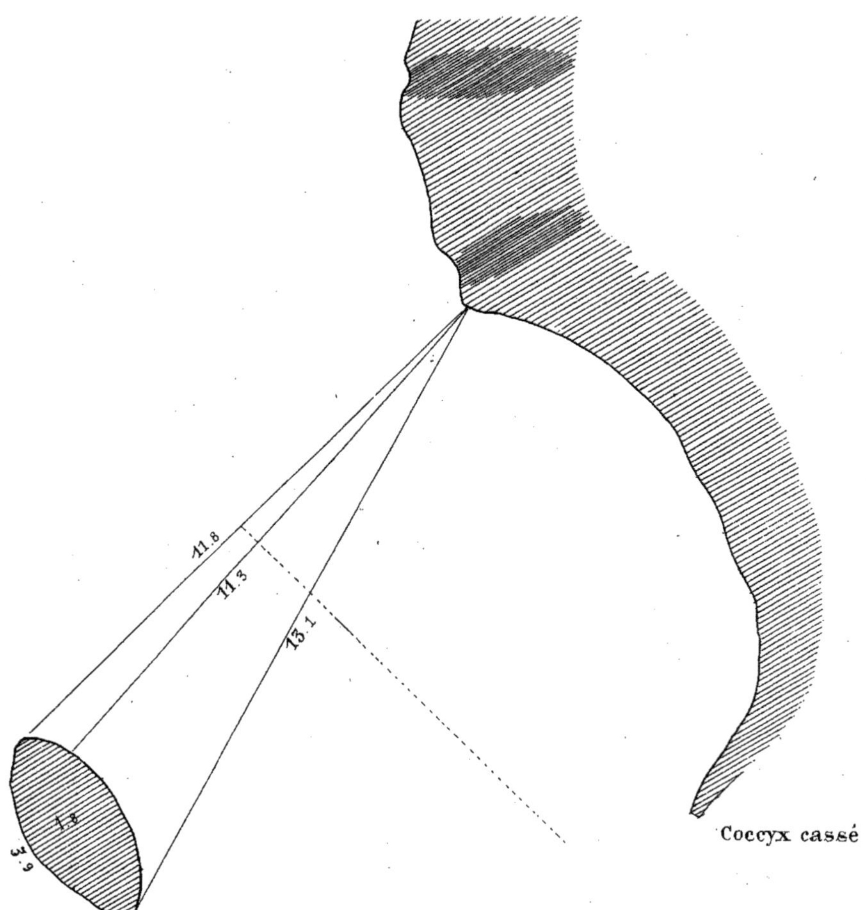

Diamètre Sacro Sus Pubien   11.8
    "   Sacro Sous Pubien   13.1 } Différence 1.8
    "   Minimum   11.3

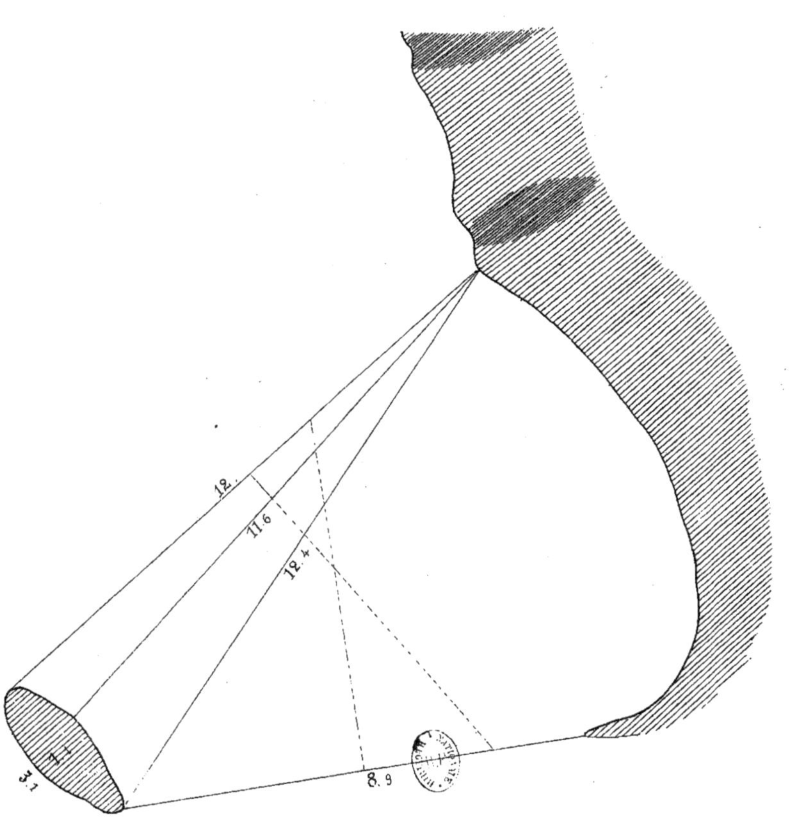

Diamètre Sacro Sus Pubien 12.
        Sacro Sous Pubien 12.4 } Différence 0.8
        Minimum 11.6

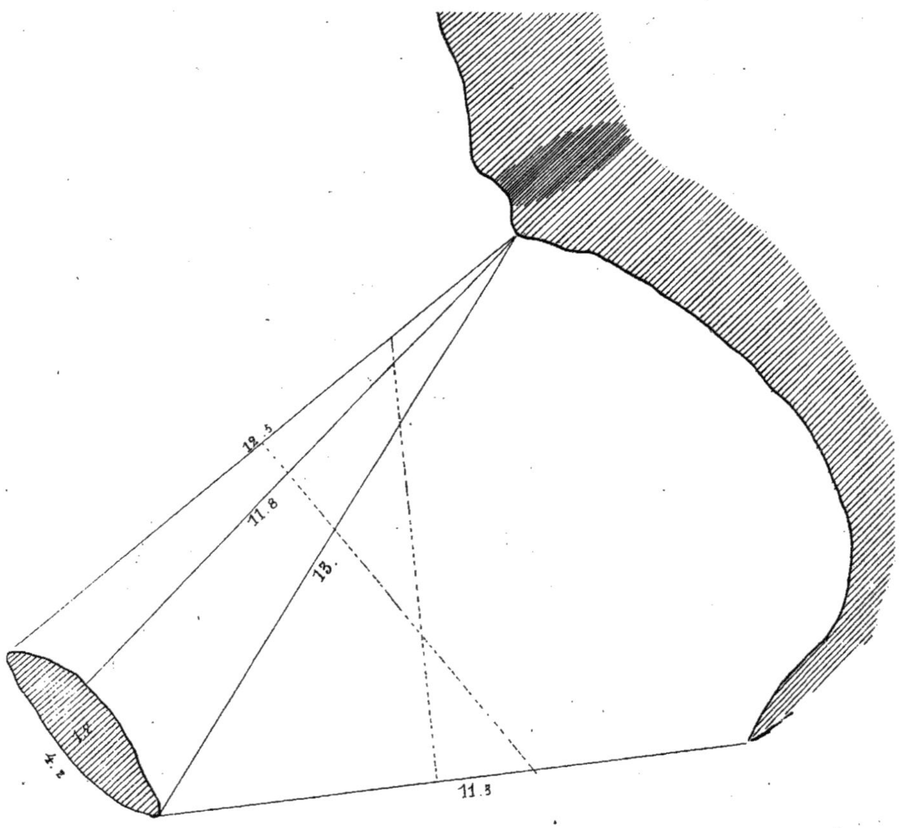

MATERNITÉ
BASSINS dits viciés par amplitude
PL. 96
12.5
11.8
13
4.2
11.8
Diametre Sacro Sus Pubien   12.5
   "   Sacro Sous Pubien   13
   "   Minimum   11.8
Différence 1.2
Imp. Halimbourg Paris

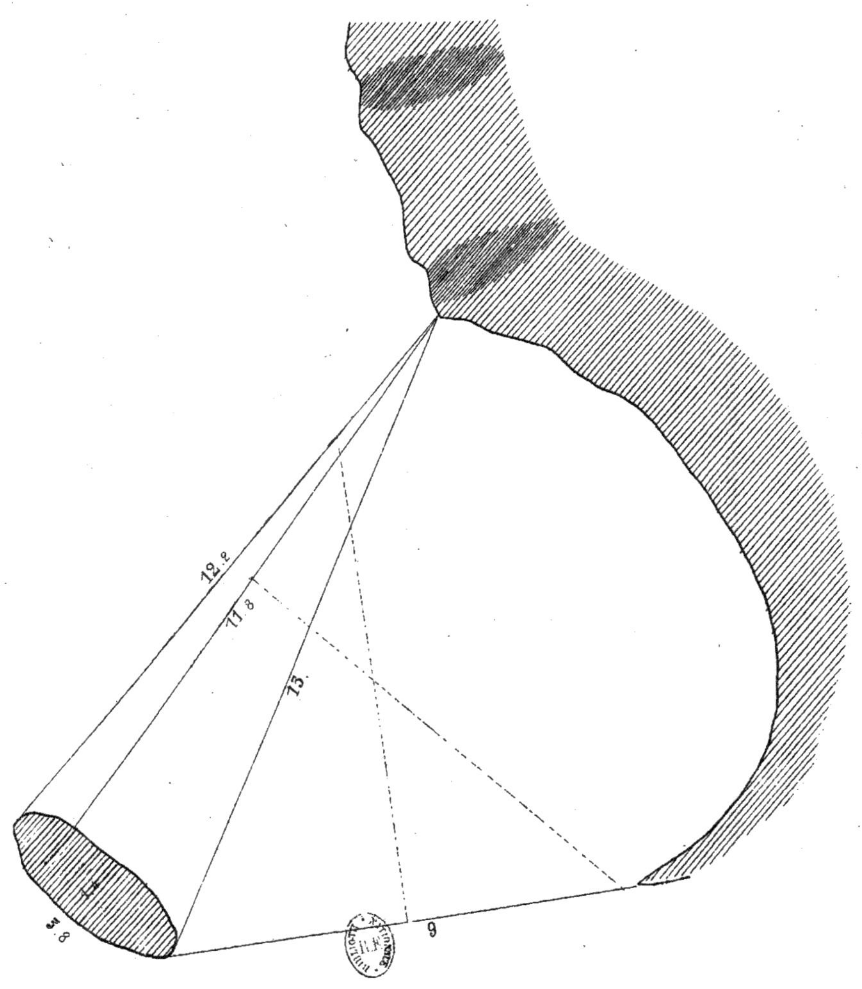

Diamètre Sacro Sus Pubien 12.2 ⎫
Sacro Sous Pubien 15. ⎬ Différence 1.2
Minimum 11.8 ⎭

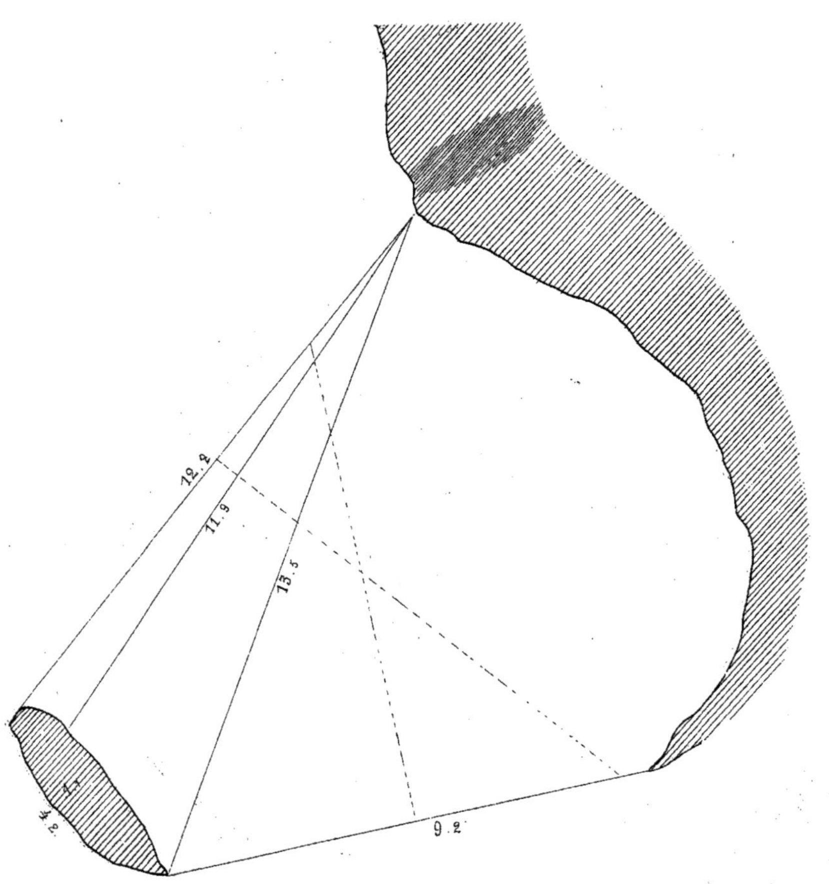

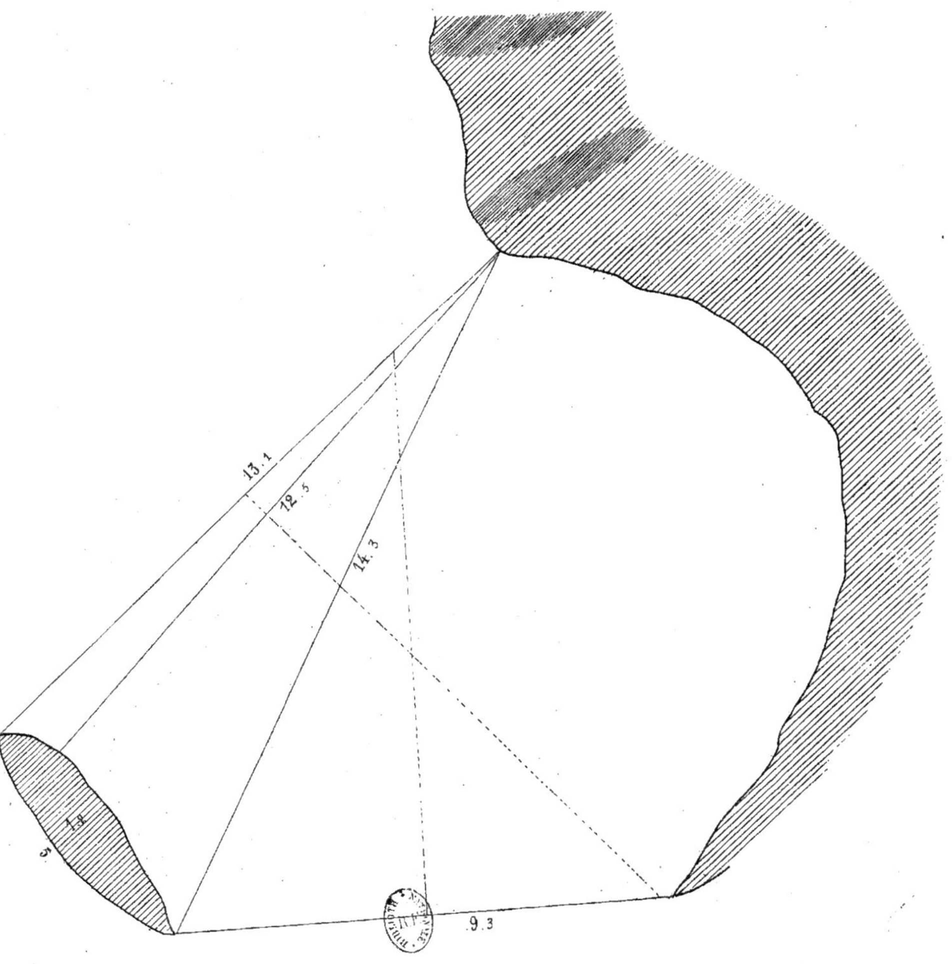

Diamètre Sacro Sus Pubien   13 .1 ⎫
      "   Sacro Sous Pubien   14 .3 ⎬ Différence 1.8
      "   Minimum   12 .5 ⎭

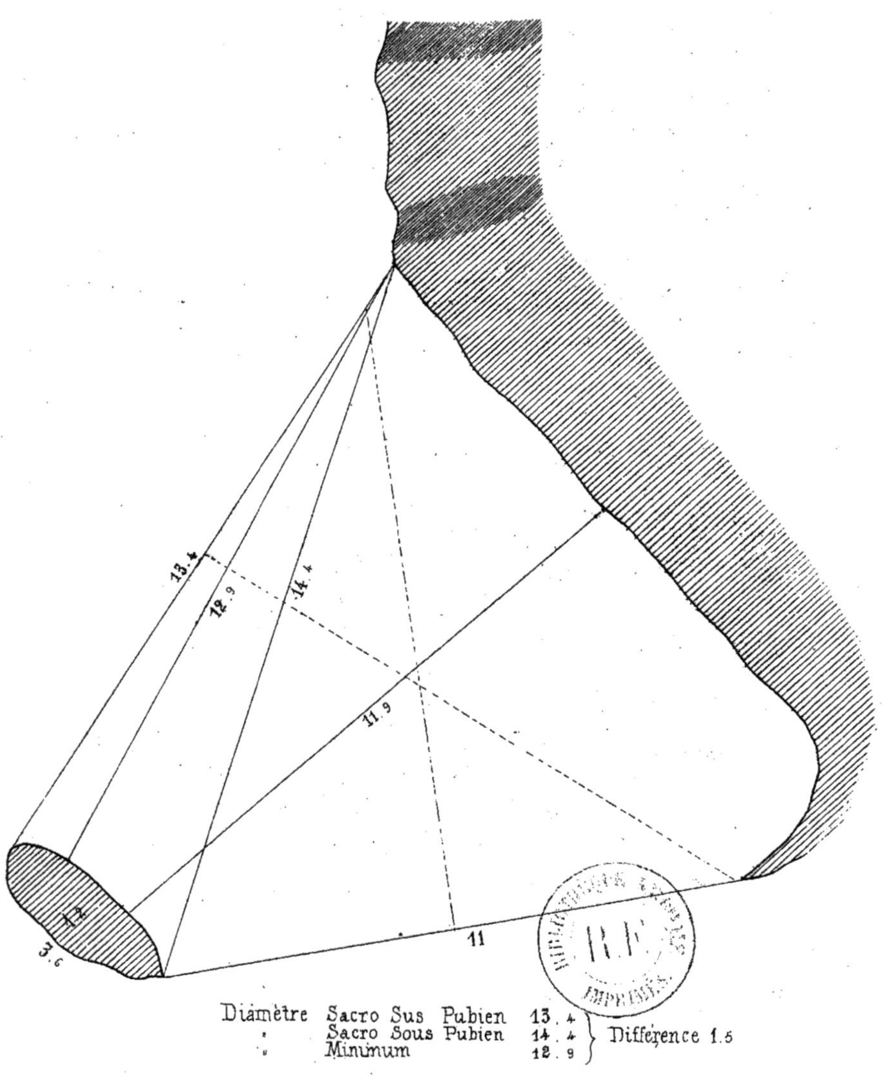

Diamètre Sacro Sus Pubien   13.4
  »   Sacro Sous Pubien   14.4 } Différence 1.5
  »   Minimum   12.9)

www.ingramcontent.com/pod-product-compliance
Ingram Content Group UK Ltd.
Pitfield, Milton Keynes, MK11 3LW, UK
UKHW022227120726
13694UKWH00002B/726